TRAITEMENT

DE LA

PLEURÉSIE PURULENTE

CHEZ LES ENFANTS

PAR

J. JOUGLA,

Docteur en médecine de la Faculté de Paris,
Ancien interne provisoire des hôpitaux de Paris,
Médaille de bronze de l'Assistance publique.

PARIS

LIBRAIRIE F. SAVY,

24, RUE HAUTEFEUILLE, 24.

1873

TRAITEMENT

DE

LA PLEURÉSIE PURULENTE

CHEZ LES ENFANTS

PAR

J. JOUGLA,

Docteur en médecine de la Faculté de Paris,
Ancien interne provisoire des hôpitaux de Paris,
Médaille de bronze de l'Assistance publique.

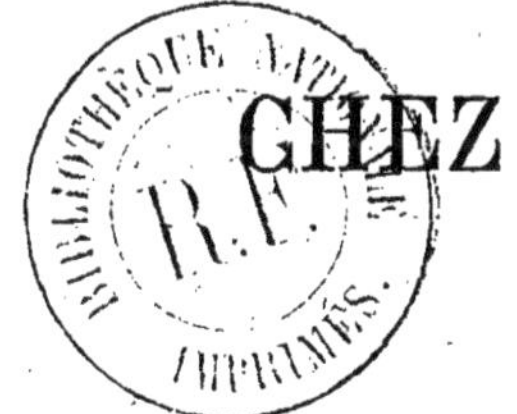

PARIS

LIBRAIRIE F. SAVY,

24, RUE HAUTEFEUILLE, 24.

1873

AVANT-PROPOS

Au début de ce travail, il importe d'exposer le but que nous nous proposons, et les raisons qui nous ont fait choisir ce sujet.

On sait combien, depuis quelques années, la pleurésie séreuse et purulente est à l'ordre du jour des préoccupations du monde médical. Sans remonter aux causes de ce fait important, qui marque dans l'histoire de la pleurésie un progrès évident, il nous sera permis de signaler combien grande a été sur ce point l'influence de l'application du vide pneumatique aux trocarts capillaires, pour l'extraction des liquides contenus dans la plèvre. Quand on jette un coup d'œil sur la question de l'intervention chirurgicale dans la pleurésie, on est frappé de voir quels efforts ont été faits de tout temps par les praticiens : on constate les inventions les plus ingénieuses, et cependant le succès ne venant pas, l'auteur de la découverte semble avoir parlé dans le désert; la science ne fait pas un pas après la publication de leur œuvre, et il faut que du haut d'une chaire, qu'entourent de nombreux disciples, un grand professeur se fasse le patron de la découverte pour qu'elle pénètre alors dans la pratique, soulevant des discussions passionnées dans les sociétés savantes, de vives polémiques dans les journaux consacrés à la médecine, mais surtout poussant en avant tous les esprits avides avant tout de faire faire un pas à la science de l'homme malade. Tel fut le caractère de la lutte mémorable que soutint l'illustre Trousseau lorsque, se faisant le propagateur de la thoracentèse par le procédé de Reybard, il invita tous les cliniciens à le suivre dans cette voie.

Tel fut aussi le grand mouvement qui anima la science il y a quelques années et jusqu'à nos jours, lorsque, par l'adjonction du vide pneumatique aux trocarts capillaires, on se trouva en présence d'une méthode nouvelle pour la cure des épanchements pleurétiques. De ce mouvement on peut déjà voir les fruits : une grande discussion à l'Académie de médecine, plusieurs séances à la Société médicale des hôpitaux, ont montré combien était grand le progrès accompli. En outre, maîtres et élèves ont rivalisé d'ardeur pour répandre les données nouvelles dont la science venait de s'enrichir.

C'est dans ces conditions que, placé successivement comme interne provisoire dans les services de MM. Potain, Laboulbène et Bouchut, nous avons vu appliquer au traitement de la pleurésie les nouvelles méthodes de ponction aspiratrice, de lavage de la plèvre, etc. Nous avons pu apprécier, auprès de ces savants maîtres, les avantages et les inconvénients de ces divers procédés.

Pour la pleurésie purulente, qui doit surtout nous occuper, il existe un assez grand nombre de procédés qui tous ont donné de bons résultats dans un certain nombre de cas. Différents par leur principe, par l'indication à laquelle ils répondent, ces appareils ne sauraient assurément être employés dans tous les cas indistinctement. Mais, si on les range en une série telle que le premier terme ait des avantages considérables, avec des inconvénients peu nombreux ; le second, des avantages plus grands, avec des inconvénients plus grands que le premier ; on aura une sorte d'échelle comparative entièrement dans la réalité des faits. Or, pour l'emploi de tel ou tel appareil et pour le passage, si l'on veut, de l'un à l'autre, existe-t-il un critérium ?

Telle est la question que nous nous sommes posée. Nous nous proposons de démontrer que la réponse affirmative faite à cette question ressort complètement de l'étude clinique des divers procédés.

Avant d'aborder cette étude, nous devons remercier notre excellent maître, M. le professeur Béhier, pour les savants conseils que nous avons reçus de lui au début de nos études, et pour la bienveillance qu'il nous a toujours témoignée.

TRAITEMENT

DE LA

PLEURÉSIE PURULENTE

CHEZ LES ENFANTS

Ce travail est divisé en trois chapitres :

1° Étude générale de la pleurésie purulente des enfants ;

2° Traitement de la pleurésie purulente des enfants : 1° thoracentèse, 2° thérapeutique ;

3° De la température dans la pleurésie purulente des enfants.

DE LA PLEURÉSIE PURULENTE CHEZ L'ENFANT.

On donne le nom de pleurésie purulente à une maladie essentiellement caractérisée par l'épanchement dans la plèvre d'un liquide présentant, à l'œil nu, les caractères du pus. Cette définition est suffisante, car elle délimite bien la maladie. Il serait tout à fait hors de notre sujet d'entrer dans les développements considérables qu'exigerait la distinction à faire entre les épanchements purulents et puriformes. Chacun comprend de la même façon le mot de pleurésie purulente, et, si nous introduisons dans la définition l'examen à l'œil nu, c'est pour bien éliminer les pleurésies séreuses qui, toutes, renferment, malgré la couleur citrine de l'épanchement, quelques globules blancs.

Sous le nom d'enfants, il faut entendre les sujets arrivés à cette époque de la vie que l'on désigne plus rigoureusement par le mot de seconde enfance, période dont Becquerel fixe ainsi les limites : «La seconde enfance commence à l'époque du sevrage, et s'étend jusqu'à celle de la puberté que l'on peut fixer, en moyenne, à 12 ans pour les filles et 15 ans pour les garçons.» Les observations rapportées ici et les conclusions qui les accompagnent, se rapportent spécialement à cette époque de la vie. Cependant, la pleurésie purulente n'est pas, tant s'en faut, une maladie spéciale à cet âge. Elle affecte aussi les enfants à la mamelle; l'adolescence et l'âge viril n'y sont pas moins exposés que la vieillesse. Seulement dans la seconde enfance, cette maladie présente, quant à ses causes, quant à son évolution et aussi quant à ses conséquences, quelques particularités sur lesquelles il est important d'attirer l'attention. Pour les causes, il nous suffira de faire remarquer combien la calorification, moins parfaite pendant l'enfance, rend le refroidissement plus facile : de là, pour les organes respiratoires et pour la plèvre, qui n'est au résumé qu'un appendice de ce système, une cause fréquente de maladie que tous les pathologistes et les hygiénistes ont notée.

Becquerel fait avec raison de cette facilité au refroidissement un des caractères de l'enfance, et il le résume par ces mots : «Impressionnabilité plus grande des enfants par les agents extérieurs, et résistance plus faible.» Sans doute, comme le fait remarquer l'auteur, ces deux caractères vont, le premier en diminuant, le second en augmentant à mesure que l'âge s'accroît; mais aussi l'enfant, de plus en plus indépendant vis-à-vis de la sollicitude des parents, est plus exposé aux refroidissements par les imprudences qu'il commet.

On sait, en outre, combien la fréquence de certaines maladies, des fièvres éruptives notamment, est grande à cet âge. La fièvre scarlatine, par exemple, a son maximum de fréquence entre 5 et 10 ans

(Bouchut); or, Trousseau s'exprime ainsi, dans sa Clinique médicale, en parlant de la scarlatine :

« Les auteurs s'accordent unanimement sur ce point que dans la scarlatine les organes thoraciques sont respectés; ils le sont, il est vrai, dans la période aiguë de la maladie, mais ils ne le sont plus dans son décours. Il est, en effet, assez commun de voir chez les individus affectés d'anasarque, et même chez d'autres qui sont exempts de cette dernière complication, survenir tout à coup des accidents du côté de la poitrine; mais ici ce ne sont plus les poumons qui sont pris comme cela a lieu dans la rougeole, ce sont les membranes séreuses, la plèvre et le péricarde. Les pleurésies scarlatineuses sont ordinairement de mauvaise nature, non-seulement eu égard à la rapidité avec laquelle se fait l'épanchement, mais eu égard encore à la qualité du liquide épanché. Au huitième ou dixième jour de la pleurésie le liquide est souvent purulent comme celui de la pleurésie puerpérale. » (1).

L'influence de certaines maladies générales, de diathèses spéciales, ou du moins prédominantes dans l'enfance est aussi à noter. La scrofule, par exemple, a son maximum de manifestations dans le jeune âge, et ce vice général ne constitue-t-il pas une prédisposition aux inflammations de toutes natures, et ne crée-t-il pas une tendance marquée à la purulence pour les organes atteints.

Cette influence de la jeunesse, sur la production de la pleurésie purulente, a été démontrée par tous les auteurs qui se sont occupés de cette question. Nous empruntons à la thèse d'agrégation de M. Damaschino (2) les relevés suivants qui en font foi. « Les auteurs du *Compendium de médecine* (3) indiquent la proportion suivante : sur 202 cas de pleurésie chez les enfants l'épanchement fut trouvé

---

(1) Trousseau. Clinique de l'Hôtel-Dieu, t. I.

(2) Damaschino. La Pleurésie purulente, thèse d'agrégation, 1869, p. 34.

(3) Monneret et Fleury. Compendium de médecine, t. VI, p. 608.

franchement purulent 27 fois. M. Roger sur 24 cas, observés dans les mêmes conditions, a trouvé 5 empyèmes. Baron a compté sur 202 pleurésies, 10 empyèmes et 27 épanchements sero-purulents. West, 7 épanchements de pus et 9 de sérosité purulente sur 54 cas.»

M. Oulmont dans sa thèse sur la pleurésie chronique (Paris 1835), sur 68 cas, trouve de 3 ans et demi à 15, 13 cas.

L'explication à donner de cette fréquence se trouve dans ce passage de Barrier, si important au point de vue de la pathologie générale de l'enfance : « Chez les enfants, le défaut d'habitude rend toutes les impressions du dehors ou du dedans nécessairement plus fortes, la quantité d'action d'une cause pathogénique étant la même chez un adulte et chez un enfant, cette cause produit inévitablement des effets bien plus considérables chez celui-ci, parce que le défaut d'habitude le prive d'une partie des forces vitales résistantes que l'adulte a déjà acquises. On peut, sous beaucoup de rapports, assimiler toutes les causes pathogéniques à des poisons qui, à doses égales, doivent infailliblement produire chez les enfants et les adultes des effets inégaux quoique identiques dans leur nature. »

Quant à l'évolution la pleurésie purulente chez les enfants présente quelques particularités intéressantes. Une des plus importantes est celle qui a trait à l'état anatomique de la poitrine dans le jeune âge et qui a une double influence : défavorable avant l'intervention, favorable à la guérison lorsque le médecin a évacué la collection purulente.

Et en effet : le thorax à côtes molles, non résistantes, se laisse distendre sans difficulté, l'épanchement se produit en quantité considérable, repoussant en dehors les espaces intercostaux comme les côtes, et donnant lieu en un espace de temps très-court à une déformation lconsidérable et précoce. Le poumon est refoulé et comprimé contre ta colonne vertébrale, en un mot, la vie est en danger dès le commencement de la maladie.

---

(1) Baron. Thèse de Paris, 1841.

Mais, si l'intervention chirurgicale a débarrassé la plèvre du liquide purulent, et si celui-ci ne se reproduit plus ou s'écoule au fur et à mesure de sa formation, on voit la déformation première, l'ampliation, faire place à une rétraction qui aidera à la guérison; mais celle-ci une fois obtenue, cette rétraction à son tour cédera grâce à la modification que subit le tissu pulmonaire. Cet état du poumon consécutif à la pleurésie purulente est remarquable, chez l'enfant, par ce fait, que, plus facilement dans le jeune âge, il se modifie favorablement, de telle sorte que le retour à l'état quasi normal (*restitutio ad integrum*) semble se faire plus fréquemment que chez l'adulte. Trousseau signale la réunion de ces deux phénomènes : déformation plus facile chez l'enfant, retour plus facile du poumon à ses dimensions premières, comme une cause favorable à la guérison chez les jeunes sujets.

M. Gosselin, dans la discussion académique de 1872, paraissait accepter l'opinion que chez les jeunes sujets les conditions favorables à la guérison se présentaient plus souvent que chez les adultes. Tel n'est pas l'avis de **M.** Roger; mais ce savant maître a quelque peu déplacé la question, comme on en peut juger par le passage suivant : « Les raisons qui ont fait croire à une bénignité relative de l'affection sont plutôt théoriques : on a pu dire que chez les jeunes enfants la souplesse des parois thoraciques et l'élasticité des côtes sont des conditions propices à l'ampliation, puis à la rétraction ultérieure de la poitrine, on a pu invoquer l'activité pulmonaire plus grande, l'intégrité presque constante du système circulatoire (les maladies chroniques du cœur et surtout celles des vaisseaux sont rares au commencement de la vie) pour en conclure à une compression moindre du poumon par le liquide et par suite à une hématose moins entravée. En réalité, chez l'enfant, le poumon récupère vite son ampliation après la thoracocentèse, et il est également vrai qu'on voit assez souvent un côté, dilaté par un vaste épanchement et déformé, revenir sur lui-même après l'évacuation du pus, se rétracter fortement, puis le thorax reprendre au bout de quelques mois, de quelques semaines, sa configuration normale ; oui, voilà des conditions anatomiques qui semblent favorables ; mais, dans une pleurésie purulente, ce n'est pas le fait matériel de la collection liquide qui constitue la maladie, la quantité de cette collection n'est qu'une circonstance aggravante par la gêne mécanique apportée à l'ampliation du poumon : c'est dans la nature, bien plus que dans l'abondance du liquide, que réside le danger ; c'est le poison morbide qui menace directement de faibles existences. Qu'importent certaines conditions physiques peut-être meilleures, si les conditions pathologiques sont pires : or, la faiblesse constitutionnelle des très-jeunes sujets les expose presque sans défense aux influences nuisibles, et les enfants, bien moins que les adultes, pourront échapper aux mortelles conséquences de l'infection putride. »

On le voit, M. Roger ne nie pas que les conditions anatomiques ne soient favorables, mais il faut bien s'entendre, elles sont favorables au traitement mais point du tout à la maladie, et le pronostic grave qu'il porte sur la pleurésie chez les très-jeunes sujets n'enlève rien croyons-nous à l'opinion de Trousseau. Si, comme le veut M. Roger, c'est l'infection putride qui est dans ces cas le plus à craindre, quelle meilleure manière d'éloigner le danger que d'enlever sa cause la plus saisissable c'est-à-dire le pus. Sans doute l'épanchement pourra se reproduire et avec lui de nouvelles craintes d'infection putride. Mais le devoir du médecin est dès sa première intervention tout tracé, et s'arrêter alors et attendre une issue favorable spontanée serait commettre une faute grave.

Il n'entre pas dans notre sujet de faire l'anatomie pathologique complète de la pleurésie purulente. Nous renvoyons le lecteur, à cet égard, aux ouvrages classiques et aux excellents travaux de MM. Damaschino, Verliac et Voyet, où sont longuement analysés tous les points relatifs à ce sujet.

Nous nous bornerons à examiner quelques points plus spéciale-

ment relatifs aux enfants. Et tout d'abord celui-ci. La pleurésie purulente est-elle toujours, chez l'enfant, précédée de pleurésie séreuse, et la
modification dans la nature de l'épanchement, survient-elle toujours
à la suite du séjour longtemps prolongé? Les auteurs, à cet égard,
ne sont pas d'accord : c'est qu'en effet la question est difficile à
résoudre. Si la pleurésie était comme certaines maladies à physio-
nomie franchement inflammatoire, si la lésion de la plèvre, son
inflammation, s'accusait dès le début par des phénomènes très-tran-
chés, il en serait différemment. Mais au lieu de cela, que voit-on
souvent dans la pleurésie? Comme certaines maladies d'autres séreuses, la péricardite, par exemple, la pleurésie est une maladie qui
demande à être cherchée. L'épanchement se produit peu à peu, le
poumon subit seulement une diminution de son activité, mais les
parties restées indemnes suppléent à la diminution correspondante
du champ de l'hématose créée de ce chef, et tel épanchement qui eût
déterminé une dyspnée considérable, s'il fût survenu en quelques
heures, ne donne lieu à aucun symptôme facilement appréciable,
parce qu'il s'est formé en un temps beaucoup plus long. Qu'arrive-
t-il alors? c'est que la pleurésie passe inaperçue ; la santé semble
n'avoir subi aucune atteinte, et cependant la plèvre renferme une
quantité de liquide variable, mais qui, dans certains cas, est considérable. La pleurésie est dans ce cas latente. Par le fait de sa présence dans la plèvre irritée, cet épanchement, de séreux qu'il était
tout d'abord, devient purulent, et la situation du malade se trouve
aggravée de toute la distance qui sépare la nature différente des deux
épanchements. Ces faits, généralement acceptés pour l'adulte, l'ana-
logie tend à les faire admettre chez l'enfant. Cependant voyons ce
que disent les auteurs sur cet intéressant sujet. Tous sont d'accord
pour déclarer que les pleurésies coïncidant avec certains états généraux, tels que la pyohémie, la scrofule, etc., sont dès le début purulentes. Mais, dans tous les autres cas, la situation est moins
nette.

Trousseau (1), dans sa Clinique, s'exprime ainsi : « S'il y a des cas où les épanchements pleurétiques, même très-abondants, persistent longtemps sans que la sérosité se transforme en pus, il en est d'autres, *et cela s'observe spécialement chez les enfants*, où cette transformation a lieu plus ou moins rapidement, la pleurésie restant simple en ce sens qu'elle n'est l'expression d'aucune diathèse. La membrane séreuse pleurale, lorsqu'elle a été longtemps enflammée, finit par sécréter du pus. »

Verliac, (2) dans sa thèse, déclare que la pleurésie chronique simple, séreuse, n'existe pas chez les enfants, et il ajoute : « Sur plus de 13,000 malades qui ont passé pendant onze ans dans le service de M. Barthez, je n'en trouve pas un seul cas. M. Barthez m'a dit n'en avoir jamais observé... Tout épanchement chronique est chez eux symptomatique ou purulent. »

Mais n'y a-t-il pas des cas dans lesquels l'épanchement se ferait dès le début purulent?

West, dans ses Leçons sur les maladies de l'enfance, admet que tantôt la pleurésie est séreuse et devient purulente, mais que, dans d'autres cas, la pleurésie est purulente primitivement.

M. Playfair, dans un remarquable travail sur lequel nous reviendrons, dit aussi : « Tout le monde sait que l'empyème est beaucoup plus fréquent chez l'enfant que chez l'adulte ; chez l'enfant, en effet, l'épanchement pleurétique devient rapidement purulent, si même il ne l'est pas dès le début de la maladie. »

M. Roger (3) dit de même : « Je suis frappé de ce fait que, chez les jeunes sujets, l'on voit rarement la pleurésie simple tourner lentement et par degrés à la purulence, et que les empyèmes se produisent habituellement d'emblée. » (Discussion sur la thoracentèse, 16 juillet 1872.)

---

(1) Trousseau. Loc. cit., p. 682.
(2) Verliac. Thèse de Paris.
(3) Roger. Discours à l'Académie de médecine, juillet 1872.

On pourrait citer d'autres auteurs encore dont l'opinion concorde avec celle des praticiens éminents que nous venons de citer : on peut donc conclure que chez l'enfant, plus souvent que chez l'adulte, la pleurésie est purulente d'emblée.

Une question d'une extrême importance se présente ici : Une ponction, faite pour évacuer un liquide séreux, peut-elle déterminer la purulence de la sécrétion pleurale ?

C'est là le plus grave reproche fait aux ponctions. Déjà invoqué par les adversaires de la ponction par le procédé de Reybard, il a été reproduit contre les ponctions capillaires, et il importe de juger les raisons données par ceux qui ont cru devoir faire ce reproche. On a invoqué avant tout le traumatisme qui, augmentant l'irritation de la plèvre enflammée, déterminerait dans la sécrétion pleurale la purulence. Sur quoi se base-t-on en définitive pour avancer cette explication ? sur ce fait inconstestable assurément : c'est que dans certains cas où une première ponction a été faite, une seconde devenant nécessaire, on retire de la plèvre un liquide purulent. Mais cela ne suffit pas : c'est l'éternel argument de *post hoc, ergo propter hoc*, argument injuste et dangereux contre lequel ont protesté bien des cliniciens éminents, mais auquel, il faut bien en convenir, on est toujours tenté d'avoir recours lorsque la filiation et l'enchaînement des phénomènes nous échappent. Or, ici, on peut invoquer toute autre raison que la ponction. En effet, ne voit-on pas, et cela fréquemment, les pleurésies d'abord séreuses devenir purulentes en dehors de toute intervention chirurgicale ? Dès lors, pourquoi ne pas attribuer à l'évolution seule du processus phlegmasique la modification apportée dans la sécrétion ? Mais le traumatisme, dira-t-on ? Lorsque l'on mettait en cause le gros volume du trocart, ce reproche semblait plus motivé. En est-il de même lorsqu'il s'agit d'un trocart capillaire qui ne peut déterminer qu'une irritation bien légère ? En somme, ce reproche n'est guère acceptable, et il faudrait pour le légitimer autre chose que des explications théoriques. Tel qu'il est, cependant, il empêche bien des médecins d'avoir recours à un procédé commode et sûr pour débarrasser rapidement la plèvre d'un liquide qui ne peut avoir là que de mauvaises conséquences : aussi certains auteurs réservent pour les épanchements excessivement abondants avec dyspnée considérable et déplacement du cœur, un procédé que notre maître M. Béhier, a montré devoir être appliqué aux épanchements moyens sans aucun inconvénient, mais tout au contraire au grand avantage du malade.

Chez l'enfant, la question est plus difficile, et la majeure partie des médecins, s'occupant spécialement des maladies de l'enfance, déclarent et démontrent par leurs statistiques que, dans la plupart des cas, ces épanchements de moyen volume se résorbent spontanément. M. Roger (Discours à l'Académie de médecine) a beaucoup insisté sur ces faits en les appuyant de détails statistiques empruntés à sa pratique et à celle de M. Barthez. Dans l'impossibilité de donner ici ces détails, nous donnons le résumé qui termine cette partie de ce remarquable discours :

« Résorption plus facile de la sérosité épanchée, moindre fréquence des épanchements énormes et soudains, et, de là, gravité moindre du pronostic ; rareté excessive de la mort subite, même dans la pleurésie gauche : telles sont les raisons pour lesquelles il n'y a presque jamais lieu de pratiquer la ponction dans les pleurésies aiguës simples de l'enfance. » L'auteur reconnaît toutefois que l'opération est de nécessité lorsque, malgré le traitement, il y a menace d'asphyxie avec ectopie du cœur, et surtout lorsque l'on craint la purulence. Plus loin, M. Roger reconnaît aussi que la thoracentèse diminue de beaucoup la durée de la maladie ; admettant enfin théoriquement l'innocuité des trocarts capillaires, M. Roger termine en déclarant que, sur ce sujet, les faits ne sont pas assez nombreux, pour les enfants du moins. mais il rapporte longuement une observation dont on trouvera les détails dans les recherches cliniques du même auteur, et où la ponction donna issue, le 14 décembre, à de la sérosité, et le 21 à du pus. Pour M. Roger, la purulence aurait été causée par le traumatisme de la première ponction faite par le procédé de Reybard.

Symptômes et diagnostic. — Les symptômes de la pleurésie purulente ont été étudiés dès la plus haute antiquité. On a souvent cité
la description qu'en donne Hippocrate, nous ne ferons pas, après
tant d'autres, cette citation intéressante, mais nous transcrirons ici
le tableau que Bellini (1) trace de la maladie ; après avoir indiqué les
causes et les symptômes qui peuvent faire croire que l'épanchement
de la poitrine devient purulent, cet auteur ajoute : « Empyema au-
« tem jam factum, et confirmatum, comitantur febris mitior, et
« lenta continue infestans : quæ partim putrida partim hectica
« videtur, interdiu mitior, noctu vehementior : sudores multi sed
« inutiles et noctu præsertim supervenientes : tussis frequens et
« molesta. Demum maxillæ rubent, oculi fiunt concavi, curvi ungues,
« tumidi pedes, pustulæ circa pectus et ut plurimum in latere affecto
« cutis inflatio et tumor œdematosus. » Tel est le tableau que trace
Bellini dans son traité *De morbis pectoris* au chapitre ayant pour titre
Empyema seu puris collectio in cavitate pectoris. Il est assurément très-
complet, et, en y joignant ce que nous devons à la percussion et à
l'auscultation, on aurait un résumé général satisfaisant de la maladie.

Il n'entre pas dans notre sujet de décrire tout au long les symptômes de la maladie. Nous donnerions l'analyse rapide de ces
symptômes, dans les deux formes aiguë et chronique, sans grand
profit pour le lecteur : mieux vaut en arriver au diagnostic et examiner à ce sujet quelques points importants.

Ce diagnostic comprend deux questions :

1° Y a-t-il pleurésie avec épanchement ?

2° Le liquide est-il purulent ?

Chez les enfants la solution de la première question, ordinairement
facile chez l'adulte, devient très-difficile. Rilliet et Barthez disent, en

____

(1) Laureneii Bellini opera omnia. Venetiis, 1747.

effet. « La distinction entre la pleurésie et la pneumonie est si difficile chez les jeunes enfants, qu'il faut tirer parti de tous les moyens d'investigation propres à différencier les deux maladies. »

Voici comment M. Bouchut résume les éléments de ce diagnostic (1): « Dans la seconde enfance, la fièvre avec point pleurétique, la matité d'un côté de la poitrine, l'absence de murmure vésiculaire, le souffle bronchique et amphorique, le frottement et le gargouillement avec égophonie, indiquent une pleurésie avec épanchement considérable. »

Citons maintenant un autre aphorisme du même auteur au sujet de certains phénomènes difficiles et intéressants :

« Dans quelques circonstances rien ne ressemble autant que les phénomènes d'auscultation de la pleurésie, aiguë ou chronique, et ceux des cavernes tuberculeuses, car on y observe le souffle amphorique et le gargouillement avec la pectoriloquie ; toutefois, si l'on est bien renseigné sur la marche de la maladie, la production rapide des bruits d'auscultation dans le premier cas permet d'écarter l'idée de la phthisie où les bruits ne se montrent que longtemps après le début du mal. »

Dans un autre passage de son ouvrage M. Bouchut s'exprime ainsi : « c'est là un des cas les plus difficiles de l'auscultation, et dans bien des circonstances, à en juger par les erreurs que j'ai commises, plus d'un médecin a dû considérer comme atteints de phthisie au troisième degré, c'est-à-dire avec des cavernes pulmonaires, des sujets qui ont guéri et qui n'avaient qu'une pleurésie avec souffle amphorique et gargouillement plus ou moins prononcé. »

Ces faits, on le sait, ont été signalés pour la première fois en 1853 par MM. Rilliet et Barthez (*Archives générales de médecine*). Ces deux savants observateurs pensaient que la coexistence de la pleu-

---

(1) Bouchut. Traité pratique des maladies des enfants nouveau-nés, des enfants à la mamelle et de la seconde enfance, 1867, 5ᵉ édition.

résie avec une induration du tissu pulmonaire était la cause de ces phénomènes.

Le même recueil contenait l'année suivante un travail de notre savant maître, M. Béhier, qui, tout en acceptant pour une certaine part les conclusions de MM. Rilliet et Barthez, indiquait comme cause prédominante le rapport du tissu induré avec un conduit aérien volumineux, la trachée, ou une bronche considérable.

Chez l'enfant, on l'a vu d'après M. Bouchut, les mêmes phénomènes se retrouvent. Tous les auteurs du reste le reconnaissent.

Verliac (*loco citato*) donne à cette question des développements considérables; mais les considérations qu'il présente à cet égard sont vagues. Il termine par la remarque suivante relative à cette question : « M. Barthez fait souvent remarquer ce fait bien curieux qu'il est facile d'observer dans les hôpitaux d'enfants: quelques enfants, en général jeunes de 2 à 5 ou 6 ans, engloutissent d'énormes quantités de nourriture, ils mangent toujours : et cependant, même lorsqu'ils n'ont pas de diarrhée, ils continuent à maigrir en dépit de leur gloutonnerie, et meurent à l'état de squelette. Ce sont des tuberculeux ; ils assimilent en pure perte. Celui qui porte une pleurésie purulente se soutient mieux, il n'a qu'une affection locale ; chez l'autre, l'organisme tout entier est primitivement atteint. »

Cette remarque très-intéressante est bien difficile à mettre en pratique quand il s'agit de pleurésie chronique. Mais peut-être pourrait-elle servir dans certains cas.

Dix observations d'erreurs de diagnostic provenant de la réunion des phénomènes cavitaires avec les symptômes de la pleurésie montrent, mieux que tous les raisonnements, combien le diagnostic est difficile. Les dix cas empruntés au service de M. Barthez constituent une des parties les plus intéressantes de cet excellent travail. Nous regrettons de ne pouvoir les résumer, mais des faits de ce genre ne peuvent l'être utilement. Citons cependant les faits suivants où l'erreur était inévitable.

Observation XXIX. Enfant de 2 ans. Matité absolue à droite, abaissement du foie. Diagnostic : pleurésie droite. Convulsions. Mort. — *Autopsie.* Tuberculisation pleuro-pulmonaire.

Observation XXVI. Matité absolue du côté gauche, son tympanique sous la clavicule, absence de bruit respiratoire, suivie d'une respiration caverno-amphorique, déplacement du cœur. — *Autopsie.* Pas de pleurésie ; toute la moitié supérieure gauche du poumon est convertie en une masse tuberculeuse jaune, solide, homogène, contenant à la partie supérieure une petite caverne.

Voici en outre l'observation d'un cas qui s'est présenté tout recemment dans le service de M. Bouchut.

Observation communiquée par M. Petit, interne du service.
Pleurésie avec gargouillement : une ponction fruste.

Chicot (Augustine), 4 ans. Entrée le 12 mai 1872, salle Sainte-Catherine, n° 34, service de M. Bouchut.

Les parents disent que l'enfant est malade depuis quinze jours : elle tousse beaucoup, a notablement maigri, et est par moment très-oppressée.

Les antécédents sont la coqueluche, survenue il y a un an, qui a duré tout l'hiver, et à laquelle a succédé la rougeole. Depuis lors, l'enfant a toujours conservé une toux assez fréquente. Jamais de convulsions. Parents bien portants.

Le teint de l'enfant est frais, pas de maigreur ; aucune dyspnée, ni de température élevée de la peau.

A la percussion, matité dans toute la hauteur du poumon droit en arrière ; sonorité sous la clavicule droite, bruit de Skoda. A l'auscultation en arrière, souffle avec gargouillement ; le gargouillement est à petites bulles semblables à du râle cavernuleux ; pas d'égophonie. Vibrations thoraciques conservées.

Rien au sommet.

Rien à noter pour le côté opposé.

13 mai. Mêmes phénomènes. Le gargouillement s'entend en dehors. En arrière et en bas on n'entend pas le murmure vésiculaire. Souffle à l'expiration. Diagnostic : pleurésie ancienne avec épanchement peu considérable.

Ponction aspiratrice. Aiguille enfoncée de 3 centimètres environ ; fruste.

Le 17. En bas, respiration faible et souffle lointain à l'expiration. En remontant, le souffle devient plus fort et acquiert le timbre amphorique à la partie supérieure de la fosse sous-épineuse : il se prolonge jusque sous l'aisselle ; la respiration s'entend à l'inspiration sans râles ni frottements ; il n'y a pas trace de gargouillement. Rien sous la clavicule à l'auscultation, à la percussion, son skodique dans une assez grande étendue. Rien à gauche. Appétit bon.

Le 22. Souffle caverneux avec gargouillement à la partie supérieure de la fosse sus-épineuse, se prolongeant en dehors. Au-dessous, le gargouillement va en diminuant à mesure que l'on descend, et dans la moitié inférieure frottement pleural, gros, rude, ascendant et descendant. Même état général.

L'enfant est emmenée par ses parents le 22 mai.

Deux choses sont à signaler ici : 1° la difficulté du diagnostic; 2° l'innocuité de la ponction.

On pourrait encore citer bien d'autres faits du même genre, mais ceux-ci suffisent pour démontrer : 1° que le diagnostic de la pleurésie est parfois très-difficile chez les enfants; 2° que la réunion des phénomènes cavitaires aux symptômes de la pleurésie, signalée et étudiée chez l'adulte, se rencontre aussi chez l'enfant, et qu'alors elle rend le diagnostic très-difficile.

Ces phénomènes de gargouillement et de souffle amphorique peuvent-ils servir à résoudre la question de nature du liquide épanché? Trousseau, M. Sée (1), M. Damaschino, déclarent avoir entendu ces deux bruits dans des pleurésies aiguës séreuses chez les enfants, et aussi chez l'adulte. Ils ne peuvent donc être d'aucun secours pour diagnostiquer la nature du liquide, et, il faut bien le dire, la science moderne en est encore à chercher un signe permettant de résoudre catégoriquement cette question.

La température a ici, dans la majeure partie des cas, une importance considérable. La hauteur du degré thermique tous les soirs, la rémission du matin et le cycle thermique, avec les modifications que le traitement lui impriment, sont du plus haut intérêt. Afin de ne pas tronquer cette étude, nous la renvoyons à la fin de ce travail.

---

(1) Sée. Leçons cliniques inédites de la Charité (1868), cité par Damaschino. Thèse agrég., 1869.

Chez les enfants, il nous a paru que l'œdème de la paroi, unilatéral, bien limité, était plus fréquent que chez l'adulte; on le trouvera marqué dans plusieurs observations. De même, après une ponction, il disparaissait pour se montrer de nouveau, dès qu'une nouvelle quantité de pus se collectait dans la plèvre. Ces faits acquerraient, à coup sûr, une importance considérable, si l'on pouvait démontrer par la statistique : 1° la fréquence considérable de l'œdème unilatéral limité dans la pleurésie purulente des enfants ; 2° son absence absolue dans la pleurésie séreuse.

Un cas observé dans le service de M. Bouchut nous a montré aussi un exemple très-remarquable de déformation des doigts, dans une pleurésie purulente avec fistule thoracique formée spontanément avant l'entrée de la malade à l'hôpital des Enfants-Malades. Cette déformation, caractérisée par la forme de la dernière phalange, telle que chaque doigt avait véritablement la forme d'une massue, est le plus bel exemple que nous ayons vu de ces cas signalés dès Hippocrate. Sur la demande de M. Bouchut, M. Baretta, l'habile mouleur des hôpitaux, a reproduit cette main caractéristique, et nous avons pu en voir un exemplaire merveilleux dans le musée de l'hôpital Saint-Louis. M. Bouchut en possède un second, et en outre une magnifique photographie. Ce que ce fait présente encore de très-remarquable, c'est que la déformation ne date que de l'époque de la maladie; l'enfant et ses parents l'affirment, et on nous a présenté une photographie en pied, dans laquelle il est facile de constater que les mains ne sont nullement déformées : or ce portrait a été fait il y a deux ans. Cette déformation a été trouvée encore, mais moins accusée, sur deux autres malades du service. Ces faits, que nous nous bornons à signaler, demanderaient de nouvelles recherches pour déterminer leur valeur exacte dans la pathologie infantile, où il est probable qu'ils sont plus fréquents que chez l'adulte, car ces modifications sont rendues plus faciles à cet âge par le mouvement de formation qui le caractérise.

PRONOSTIC.

Le pronostic de la pleurésie purulente chez les enfants est des plus graves; grave en raison de la maladie elle-même; grave en raison de la faiblesse des malades, et d'autant plus que l'époque de la vie est moins avancée; grave surtout parce que les conditions anatomiques sont essentiellement défavorables.

Et, en effet, le thorax peu résistant de l'enfant, dont les côtes molles et souples se laissent distendre sans difficulté, constitue une circonstance défavorable : le pus s'accumule en quantité considérable, refoulant le poumon contre la colonne vertébrale et ne laissant qu'un des côtés de la poitrine remplir cette fonction de l'hématose, indispensable à la vie, et plus indispensable encore, si on peut ainsi parler, dans le jeune âge. En outre, comme le montre M. Roger, la présence de ce liquide purulent dans la plèvre expose les malades à tous les accidents de l'infection, et contre elle l'enfant est sans résistance et sans ressources, à cause de la faiblesse de ses organes et de son état général, si souvent mauvais, déjà surmené trop souvent par une maladie antérieure. Enfin, on sait combien les complications et les associations pathologiques sont fréquentes dans le jeune âge, et tant que la plèvre sera le siége d'un processus phlegmasique avec purulence des produits pathologiques, que de craintes encore de ce côté pour cette frêle existence.

La pleurésie purulente, déjà si grave chez l'adulte, l'est donc plus encore chez l'enfant. Aussi l'intervention est-elle plus indispensable et doit-elle être dans ses moyens d'action plus héroïque : il faut agir et agir vite, car, dans tous ces cas, la maladie met en sérieux péril les jours de l'enfant.

Traitement.

Placé en présence d'un enfant chez lequel il a diagnostiqué une pleurésie purulente, que doit faire le médecin?

Ici pas de doute possible: il faut évacuer le pus. Tous les auteurs sont d'accord à cet égard. Trousseau dit expressément: « Quelle que soit la cause sous l'influence de laquelle elle s'est produite, qu'elle ait été d'emblée suppurative, quelle ne soit devenue purulente qu'après avoir été primitivement simple, la pleurésie suppurée est essentiellement grave et tue le plus souvent ceux qui en sont affectés, car il faut regarder comme exceptionnels les cas dans lesquels la guérison s'opère par les seuls efforts de la nature. » (1).

M. Moutard-Martin dans son travail sur la pleurésie purulente dit aussi: « La pleurésie purulente est une des maladies les plus graves et le plus ordinairement suivies de mort, si le médecin n'intervient pas par une opération chirurgicale. Elle ne peut guérir que par l'évacuation du pus, les exceptions sont trop rares et trop incertaines pour qu'on puisse en tenir compte. » (2).

Dans sa thèse d'agrégation M. Damaschino dit de même: « Dès que l'on aura constaté l'existence du pus, l'indication de la thoracentèse se pose d'elle-même. » (3).

M. Roger (4) est aussi très-explicite : « Chez les enfants comme chez les adultes, l'empyème ne peut guérir que par l'évacuation du pus spontanée ou artificielle ; très-rarement observée chez ceux-ci la résorption complète du liquide épanché n'a pas encore été constatée chez ceux-là. » Et plus loin: « Les jeunes sujets qui résistent moins que les adultes aux accidents de la pleurésie purulente résisteront moins aussi à la suppuration prolongée qui suivra la perforation

---

(1) Trousseau. Loc cit., t. I.

(2) Moutard-Martin. De la Pleurésie purulente et de son traitement. Paris, 1872.

(3) Damaschino. Loc. cit., p. 121.

4) Roger. Discours à l'Académie de médecine, 9 juillet 1872.

thoracique ou la perforation pulmonaire spontanée. De là l'opportunité d'une opération précoce. »

Il est inutile d'insister sur ce point. L'indication est nette, les avis sont unanimes : il faut évacuer le liquide. Nous rappelons cependant pour mémoire les faits cités par divers auteurs et sur lesquels Bricheteau (1) s'exprime ainsi : « La plupart des cas tant vantés par les praticiens tels que Baumès, Pouteau, Portal, obtenus par des médicaments dits altérants, dépuratifs, expectorants, etc., ont rapport à des cas douteux que, par suite d'une erreur de diagnostic, ces auteurs ont souvent à tort considérés comme des empyèmes. » Nous reviendrons au reste sur ce sujet au chapitre des moyens adjuvants que la thérapeutique fournit au traitement de la pleurésie purulente.

Mais ici se présente la difficulté du diagnostic de la nature du liquide épanché, et la question de savoir ce que l'on doit faire dans le doute, trop fréquent, à ce sujet. Or, les récents progrès faits par la question de la thoracentèse en général, ont démontré que l'on avait tout intérêt à opérer de bonne heure même les épanchements de sérosité, et dès lors cette difficulté n'existe plus. Nous renvoyons à cet égard à la leçon de M. le professeur Béhier faite cette année même et ayant pour sujet la thoracentèse dans les pleurésies à épanchement modéré.

Grisolle disait déjà, au sujet de l'époque où la ponction doit être faite : « Les insuccès si fréquents, si ordinaires (de la thoracentèse dans la pleurésie chronique) ne tiendraient-ils pas à ce que, en France, du moins, on attend pour donner issue au liquide que la maladie soit parvenue à sa dernière période. Il est certain pour nous que, si l'on opérait plus tôt, si on le faisait avant que la fièvre hectique eût déjà miné la constitution, avant que le poumon eût perdu tout son ressort, on obtiendrait des résultats plus favorables. »

M. Guinier concluait comme il suit dans sa lecture à l'Académie sur la thoracentèse : « Lorsque chez un jeune enfant un épanchement

---

(1) Bricheteau. Traité des maladies chroniques de l'appareil respiratoire.

pleurétique aigu ne présente au bout de quelques jours aucune tendance à la résorption il doit être immédiatement ponctionné, si l'on veut éviter la présence du pus dans la plèvre. »

Si l'on rapproche ce témoignage de celui de M. Barthez, sur la rareté de la pleurésie chronique chez l'enfant, on peut croyons-nous arriver à cette conclusion que chez l'enfant l'on doit ponctionner dès que l'on soupçonne une pleurésie purulente, c'est-à-dire dès que la pleurésie ne tend pas à se résoudre.

Combien de temps peut-on attendre la résorption spontanée chez les enfants? Question difficile à préciser mais qu'il serait cependant si important de résoudre. Pour M. Roger (loco citato) on devrait opérer lorsque l'épanchement ne se modifie pas sous l'influence du traitement au bout de trois semaines. Nous donnons à dessein l'avis de ce savant maître qui, comme on peut s'en assurer par la lecture du remarquable discours sur la thoracentèse, ne peut être suspecté d'enthousiasme pour la thoracentèse en général, et notamment pour la pleurésie séreuse des enfants.

Il faut maintenant examiner les divers moyens proposés pour remplir cette indication, si urgente de l'avis de tous les cliniciens. Ce sont :

1° Les ponctions capillaires avec aspiration pneumatique suivies ou non d'injections ;

2° Le procédé du drainage sous l'eau, nouvellement décrit pas M. Playfair (de Londres).

3° L'appareil à siphons de M. Potain ;

4° Le drainage ;

5° L'empyème.

Pour être complet, nous ferons précéder cette étude de quelques mots sur l'ancien procédé de Reybard.

1° *Procédé de Reybard*. — Le procédé de Reybard, dans le détail duquel nous n'entrerons pas, on le trouve décrit dans la clinique de Trousseau et dans tous les ouvrages classiques de pathologie interne et de médecine opératoire, consiste à donner issue au liquide contenu dans la plèvre au moyen d'un trocart ordinaire dont on garnit l'extrémité d'un manchon de baudruche pour empêcher l'entrée de l'air. Voici comment s'exprimait Trousseau à l'égard de ce procédé. « Il peut arriver quoique très-rarement que l'épanchement ne se reforme pas ou bien, ce qui est encore plus rare, que, s'étant reformé, il se vide par les bronches, circonstance relativement très-favorable. Mais, dans presque tous les cas, le liquide purulent s'accumule de nouveau et la plaie primitive faite avec le trocart, s'ouvrant spontanément, donne issue au pus. Désormais il s'établit une fistule qui ne disparaîtra que lorsque la guérison sera complète, ou que le pus se sera fait jour du côté des bronches. » Mais Trousseau insiste sur ce fait, que, le plus souvent alors, le pus s'échappe par l'ouverture de la première ponction, qui ne peut cicatriser à cause de la reproduction du liquide : dès lors mieux vaut mettre une sonde à demeure pour faire des injections iodées.

Du reste si nous examinons les résultats obtenus ce qui est assurément le meilleur critérium pour juger la valeur du procédé, nous trouvons dans l'ouvrage de Trousseau un certain nombre de succès par ce procédé.

Verliac donne une statistique intéressante et relative aux enfants traités dans le service de M. Barthez (Sainte-Eugénie).

Sur 12 cas de pleurésie purulente, traités par la thoracentèse, il y a eu 5 guérisons, 7 morts.

Or voici le détail des 5 guérisons (page 108).

I. Pozès (Napoléon), (*Gaz. des hôp.* 1855). Ponction puis incision.

II. Zervès (Eugénie), 4 ans (observation 37 de la thèse). Croup, trachéotomie, paralysie diphthéritique généralisée, pleurésie purulente gauche intercurrente. Ponction, guérison complète constatée.

III. Gerver, 3 ans, (observation 36 de la thèse.) Pleurésie purulente gauche. Thoracentèse, introduction de l'air, vomique, pneumothorax, fistules pleuro-costales. Guérison. Méningite tuberculeuse. (Pas d'autopsie.)

IV. Leroy (Eugène), 6 ans, pleurésie droite datant de deux mois. Du 26 janvier au 8 mars : 4 ponctions simples, pas de fistule cutanée ni pulmonaire. Au 15 mai, matité et respiration obscure à la base. Exeat : Guérison très-probable, mais non constatée.

V. Délasalle (Marie), 7 ans. Pleurésie gauche datant d'un mois, 2 ponctions simples à un jour d'intervalle. Fistules cutanées consécutives. Après deux mois encore un léger écoulement. Exeat : Guérison probable non constatée.

Tels sont les chiffres cités dans l'excellente thèse de Verliac. En résumé, 2 succès certains, 3 non constatés mais probables, car nous rangeons dans cette catégorie le cas n° 3, dont l'observation se termine par le passage suivant : « L'enfant avalait toujours ses crachats lorsqu'ils n'étaient par rendus à flots, à plusieurs reprises une diarrhée assez intense m'a paru être causée par ce fait. » En somme, un seul succès doit être porté à la ponction simple, celui du n° 11, le premier cas cité étant accompagné d'incision.

Un autre bon travail sur la thoracentèse chez les enfants, la thèse de Voyet contient un certain nombre de cas de guérison, mais aucun d'eux ne présente la guérison après la ponction seule, sauf le suivant où le diagnostic était difficile et se posait entre une hépatite suppurée, une péritonite sus-hépatique et une pleurésie enkystée.

OBSERVATION VI communiquée par M. Grancher, interne du service.

V... (Eugénie), 11 ans, salle Sainte-Catherine, n° 24, service de M. Bouchut. Pleurésie purulente droite, thoracentèse ; guérison.

M. Guinier dans un travail à l'Académie de médecine en mai 1865, et ayant pour titre *Recherches relatives à l'opération de la thoracentèse*, de 6 à 9 ans donne des chiffres plus favorables. Sur 31 cas il y a eu 26 succès, l'un d'eux obtenu chez un enfant à la mamelle.

Les résultats obtenus par ce procédé sont on le voit peu encourageants. Aussi, et il est inutile d'insister à cet égard, on verra, par la comparaison facile à faire avec les autres procédés, que les résultats sont bien autrement satisfaisants par leur intermédiaire ; de sorte qu'aujourd'hui on peut dire qu'un médecin serait véritablement coupable d'avoir recours au procédé de Reybard. Il ne présente aucun avantage et il a de grands inconvénients.

Ponctions capillaires avec aspiration (1). — Ce procédé, imaginé depuis longtemps déjà, puisque l'on en trouve l'idée dans les œuvres de Scultet, (2) n'est entré dans la pratique que depuis quelques années grâce surtout à un appareil imaginé par M. Dieulafoy et réunissant les avantages du trocart capillaire à ceux de l'aspiration. Depuis lors cet appareil a subi, tant de la part de son auteur que de celle de ses confrères, une série de perfectionnements, dans le détail desquels il serait trop long d'entrer, et que l'on trouvera rapportés et analysés dans une leçon de clinique de M. le prof. Béhier publiée récemment (3).

Le principe de ces appareils est toujours le même : 1° faire au thorax une ouverture la plus petite possible ; 2° aspiration qui a pour but de forcer le liquide à passer par un tube capillaire où il s'engagerait difficilement sans cela, et aussi pour faire que l'écoulement par ce tube de petit diamètre soit rapide.

Tel est en résumé la ponction capillaire avec aspiration.

De plus on a perfectionné les trocarts de telle façon que la canule puisse rester en place après avoir retiré le dard. Enfin on peut en y joignant l'un des appareils soit de M. Castiaux, soit celui que M. Béhier à fait modifier par M. Aubry, pratiquer des injections modificatrices.

Quant au manuel opératoire il est des plus simples, et il serait

---

(1) Ce travail était sous presse lorsqu'a paru l'ouvrage de M. Dieulafoy : Traité de l'aspiration.

(2) Joh. Sculteti. — Armamentarium chirurgicum. — 1662, Amstelodami apud Joannem Jaussonium (Bibliot. de la Faculté de médecine).

Tabula XXXVII, fig. IV, monstrat quomodo thorax perforandus et quid post thoracis apertionem.

Tabula XIII.

(3) Béhier. Pleurésies à épanchements modérés. — Thoracentèse avec trocarts capillaires et aspiration, appareils divers. — Leçon faite à la Clinique de l'Hôtel-Dieu, recueillie par MM. Liouville et Landrieux. (Gazette des hôpitaux, 1873.)

inutile d'insister s'il ne se présentait ici une particularité relative aux enfants. M. Bouchut insiste depuis longtemps sur ces faits dans ses conférences et M. Roger s'exprime ainsi à cet égard dans son discours à l'Académie de médecine (1). « Généralement il faut, chez les enfants, choisir un point plus élevé que chez l'adulte, en raison du volume plus considérable du ventre à cet âge (à gauche le sixième espace intercostal et à droite le cinquième et même le quatrième) pratiquer l'opération au niveau du septième, c'est s'exposer à blesser le foie, qui, comme on le sait, remonte très haut-chez les jeunes sujets. »

En outre, M. Roger préfère la ponction sur la région antéro-latérale du thorax à celle qui serait faite tout à fait en arrière. Nous reviendrons sur ce point important dans les cas des appareils à demeure.

M. Bouchut (2) dit: « Chez les enfants, dont le diaphragme est plus haut que chez l'adulte, mieux vaut le cinquième espace intercostal; mais quand il faut recommencer vingt ou trente fois la ponction chez le même malade, on peut prendre également le milieu du quatrième espace intercostal, s'avancer vers le sternum ou reculer vers l'omoplate. »

Les avantages de la ponction avec les trocarts capillaires joints aux appareils aspirateurs sont :

1° De faire au thorax une ouverture aussi petite que possible ;

2° D'être peu douloureuse ;

3° De s'opposer très-efficacement à l'entrée de l'air ;

4° De permettre l'évacuation aussi complète que l'on le désire ;

5° De se réparer plus facilement, car elle écarte plus qu'elle ne rompt les tissus ;

6° De s'opposer par ce fait à la formation de la fistule qui préoccupait fort Trousseau, comme le montre le passage que nous avons cité.

---

(1) Séance du 9 juillet 1872.

(2) Gazette des hôpitaux, 11 novembre 1871.

Considérée dans ses résultats :

1° Une ponction suffit à guérir dans quelques cas.

2° Plusieurs ponctions doivent être faites.

3° Il faut y ajouter des injections détersives.

Voici quelques observations à l'appui de ces considérations.

Et tout d'abord deux cas de guérison après une ponction unique. Ces faits, comme le remarquait M. Roger ne sont pas nombreux. Mais est-il prématuré d'avancer qu'ils seront plus nombreux par les nouveaux procédés que par l'ancien? Nous ne le pensons pas.

Quoi qu'il en soit, voici comment M. Roger rendait compte à l'Académie d'un de ces cas.

« Chez une fillette de 5 ans qui est actuellement dans mon service et dont l'empyème remontait à près de cinq semaines, j'ai retiré 250 grammes de pus au moyen d'une ponction aspiratrice, avec un trois-quarts capillaire. Après divers accidents, qui ont fait craindre une reproduction du liquide et une complication pneumonique ou tuberculeuse l'enfant est, au trente-huitième jour de l'opération, dans une situation relativement satisfaisante : la fièvre est presque tombée, le côté malade est déprimé notablement ; il n'y a pas lieu actuellement à une seconde ponction ; et si cette pleurésie purulente n'est pas compliquée de tuberculose, la guérison peut légitimement être espérée. »

La guérison est survenue en effet et l'enfant a quitté l'hôpital en très-bon état. Nous tenons ces derniers renseignements de M. Rendu, interne du service de M. Roger à cette époque.

OBSERVATION.

Pleurésie purulente droite. Une ponction aspiratrice. Guérison.
(Recueillie par M. Labadie Lagrave, interne du service).
(Publiée antérieurement, thèse de Poiteau, 1872.)

Jeanne M..., 3 ans; entrée à l'hôpital des enfants, salle Sainte-Catherine, n° 31 service de M. Bouchut, le 24 juillet 1872, sortie le 20 août.

Cet enfant aurait eu, d'après les renseignements recueillis, une pneumonie dans le courant du mois de mai. Elle était assez bien guérie pour retourner à l'école lorsque, le 6 juillet, elle se plaignit de douleur dans le dos et la poitrine. Le 21 juillet on l'amena à l'hôpital.

Etat actuel. — L'enfant est pâle, amaigrie, tousse un peu, est très-gênée pour respirer, mange peu et a de la fièvre. Le côté droit de la poitrine est dilaté, les espaces intercostaux tendus, effacés; la pointe du cœur bat au milieu de l'arc du septième espace intercostal; absence de vibrations thoraciques à droite, et de bruit respiratoire en avant comme en arrière, matité absolue sous la clavicule, dans le creux axillaire et dans toute la hauteur en arrière.

23 juillet. Ponction avec l'aspirateur de Dieulafoy : 300 grammes de liquide séropurulent, verdâtre, d'une odeur très-fétide. Après la ponction, on constate que la matité a disparu; que le cœur est revenu à sa place, et qu'on entend partout, jusqu'à la base du poumon, le murmure vésiculaire.

Le 24. L'enfant est très-bien, gaie, respire avec facilité, a bien mangé. 38o. La respiration normale s'entend dans tout le poumon droit.

Le 26. L'amélioration persiste et l'épanchement ne se reproduit pas. Bon appétit et peu de fièvre : 38° le matin, et 38°,6 le soir.

Le 28. Le mieux continue et l'épanchement ne se reproduit pas.

Le 31. L'enfant est toujours très-bien; elle ne tousse plus, respire facilement, et n'a plus trace d'épanchement. Elle n'a plus de fièvre : 37° le matin, et 37o,2 le soir.

22 août. Sort complètement guérie.

OBSERVATION.

(Communiquée par M. Petit, interne de service).

Battu (Angéline), 8 ans; salle Sainte-Catherine, n°46, service de M. Bouchut. Entrée le 21 mars 1873.

Enfant malade depuis six semaines. Début par de la toux, expectoration abondante et douleurs dans tout le côté droit de la poitrine. Pas d'autres renseignements.

Dilatation de tout le côté droit de la poitrine. Espaces intercostaux effacés et dilatés, œdème de la paroi thoracique. Matité absolue dans toute la hauteur en arrière. En avant il n'y a de la sonorité que sous la clavicule. Le murmure vésiculaire ne s'entend pas en arrière, en bas le silence est absolu ; dans la moitié supérieure de la poitrine on entend un souffle doux plus marqué à l'expiration qu'à l'inspiration. On entend également du souffle à l'expiration vers la partie moyenne du poumon gauche : mais la sonorité est normale de ce côté et le murmure vésiculaire s'entend l'inspiration, en sorte que le souffle est dû à du retentissement.

Thoracentèse le 25 mars, Fruste. Évacuation de quelques grammes seulement de liquide, la canule est bouchée. Looch blanc avec sirop diacode 15 grammes. Tisane de chiendent avec nitrate de potasse 2 grammes.

27 mars. Nouvelle ponction, 60 grammes de pus.

Le 28. Julep avec tannin 25 milligrammes.

15 avril. Matité en arrière. Souffle à l'expiration à la partie moyenne. Silence absolu en bas. 3e ponction, 100 grammes de liquide.

Après l'opération murmure respiratoire en arrière. Encore un peu de respiration soufflante vers la partie moyenne. Un peu de toux à la fin de l'opération. Légère quantité de sang mêlée aux dernières portions du pus évacué. Après chaque ponction le souffle signalé à gauche persiste sans modifications.

Le 18. Souffle dans la partie moyenne du poumon et jusque dans la partie supérieure de la fosse sous-épineuse. A la base on n'entend pas de souffle. Le côté droit de la poitrine commence à présenter un affaissement très-marqué en avant et en dehors.

Le 19. 4e ponction faite avec l'appareil Castiaux. 4e espace en bas et en arrière sur la verticale passant par l'angle inférieur de l'omoplate. L'introduction du trocart est rendue difficile par la petite distance qui sépare les côtes, conséquence de la déformation du thorax, disposition qui s'exagère encore par les mouvements que fait l'enfant pour se soustraire à la piqûre.

On retire 50 grammes de liquide purulent rougeâtre. Après l'opération, retour du murmure vésiculaire en bas. A la partie moyenne le souffle persiste pendant l'expiration.

Le 20. Pas de sommeil pendant la nuit. Diarrhée, 3 selles. Sous-nitrate de bismuth dans un julep.

Le 21. La diarrhée persiste, 3 selles dans la journée. Appétit conservé. L'enfant tousse un peu.

Le 23. 5e ponction. Elle donne une très-petite quantité de liquide purulent rougeâtre.

Le souffle persiste avant comme après l'opération.

Le 27. Souffle diminué au niveau de la partie moyenne. Râle crépitant pleural surtout en bas, diminuant à mesure qu'on remonte, mais s'entendant encore au niveau du souffle.

3 mai. La matité à la partie inférieure de la poitrine a augmenté. Du souffle a remplacé à la base les râles que l'on entendait il y a quelques jours. 2 ponctions faites la première dans le troisième, la seconde dans le quatrième espace intercostal restent sans résultat. La canule pénètre cependant de 4 centimètres, sans rien ramener.

4 mai. Respiration plus nette en bas avec expiration d'autant plus soufflante que l'on s'éloigne plus de la base. Aucun malaise. Appétit bon. Pas de diarrhée depuis la veille.

Le 5. Soir. L'enfant se plaignait de mal de tête dans la journée, elle est prise subitement d'une oppression très-vive, avec grande fréquence de la respiration. Ces accidents se dissipent en quelques instants. Aucune modification appréciable dans les phénomènes stéthoscopiques capable d'expliquer cette dyspnée.

Le 15. Persistance de la matité. La respiration est revenue partout : on entend toujours du souffle à la partie moyenne du poumon en arrière. En avant et sous l'aisselle la respiration est normale; l'expiration semble toutefois un peu rude.

Le 25. A la percussion, persistance de la matité dans les deux tiers inférieurs du côté droit de la poitrine en arrière. En haut et en arrière, de même que sous la clavicule, diminution notable de la sonorité comparativement au côté opposé. Respiration revenue partout, elle est encore moins forte que du côté gauche et sans trace de râles. Vers la partie moyenne du poumon en arrière le souffle persiste : au sommet la respiration est rude mais peu différente de celle que l'on entend au sommet gauche.

L'appétit est bon. L'enfant se lève toute la journée depuis plusieurs jours ; elle a repris des couleurs et de l'embonpoint. L'affaissement de la poitrine n'a pas continué.

L'enfant part en convalescence le 26 mai.

OBSERVATION.

(Communiquée par M. Petit, interne de service).

Vigarié Henriette, 2 ans, salle Sainte-Catherine, n° 35, service de M. Bouchut.

Cette enfant revient de nourrice où elle a été toujours bien portante; n'a jamais eu de convulsions. Elle est malade depuis 28 jours. Début par de la toux ; pas de vomissements.

A son entrée, on constate une dyspnée extrême avec respiration expiratrice; la face est pâle, pas de cyanose. Voussure du côté droit de la poitrine avec œdème de la peau, les espaces intercostaux sont effacés. A la percussion, matité absolue en arrière dans toute la hauteur du côté droit. Vibrations thoraciques abolies. Auscultation, souffle intense à la partie supérieure de la poitrine. En bas, absence de murmure vésiculaire, silence absolu.

3 avril. Même état. Thoracentèse avec l'appareil Dieulafoy. Ponction dans le quatrième espace intercostal sur la ligne axillaire. Elle donne de 5 à 600 grammes

de liquide purulent. Un peu de toux à la fin de l'opération. Soulagement très-marqué.

Le 4. Pas de reproduction du liquide. Disparition de l'œdème et de la voussure. Mieux-être manifeste. Looch blanc avec sirop diacode 15 grammes.

Le 5. Respiration faible, pas de souffle. On supprime le looch, qui est remplacé par un julep gommeux avec cognac 20 grammes.

Le 7. Matité dans le côté droit. On entend cependant le murmure vésiculaire. Julep avec tannin 0,25. Viande crue.

Le 12. Depuis deux ou trois jours l'enfant tousse presque continuellement. La toux est bruyante, éclatante. Parfois elle porte ses doigts profondément dans la bouche au moment des efforts de toux; le même fait avait été remarqué pendant les efforts de toux qui avaient suivi l'évacuation du liquide lors de la première ponction. La bouche et la gorge examinées ne présentent rien à noter.

Percussion. Matité absolue du côté droit en arrière dans toute la hauteur, en avant jusque sous la clavicule. Auscultation. En arrière, souffle s'entendant presque exclusivement à l'expiration. Bruit inspiratoire incomplètement disparu.

Deuxième ponction vers le même point. 180 grammes de pus. Il paraît plus épais que celui de la première. Après la ponction la respiration s'entend mieux en arrière, l'expiration est toujours soufflante.

Le 19. Troisième thoracentèse. 70 grammes de pus épais. Un peu de toux à la fin de l'opération.

Le 23. Quatrième ponction. Une cuillerée environ de pus rougeâtre.

1er mai. Percussion; il y a toujours de la matité. Auscultation : on entend faiblement la respiration à la base, elle a un caractère soufflant qui s'accentue à mesure que l'on remonte vers la partie moyenne ; le souffle persiste.

Depuis quelques jours l'enfant se plaignait vivement quand on l'asseyait sur son lit et quand on la remuait pour la changer. L'enfant examinée présentait à la partie externe et supérieure de la cuisse, au niveau du grand trochanter, une tumeur manifestement fluctuante. Le volume de cette collection est celui d'un œuf de poule.

On fait à son niveau une ponction avec l'appareil Dieulafoy, mais l'écoulement s'arrête avant que tout le contenu ait été évacué, probablement à cause de l'oblitération de la canule. On ne retire qu'une petite quantité de pus rougeâtre assez épais. L'agitation de l'enfant n'a pas permis de rechercher sérieusement le point de départ de cette collection.

Diarrhée légère depuis deux jours. Appétit bon.

Une seconde tentative pour évacuer l'abcès, faite quelques jours après avec un trocart plus gros, n'amène pas de résultat.

— 34 —

Le 9. L'abcès ponctionné avec l'appareil Dieulafoy donne 40 grammes de pus épais rougeâtre.

Le 10. La respiration est revenue dans toute la hauteur; pas de souffle; quelques râles ronflants. La cavité de l'abcès est de nouveau remplie.

Le 26. L'enfant, quitte l'hôpital dans le même état.

Le 28. L'enfant ramenée à l'hôpital, entre dans le service de M. Roger, et le 29 une nouvelle ponction donne issue à 400 grammes de pus.

Depuis lors 2 autres ponctions ont été faites et ont permis de retirer de la plèvre une assez grande quantité de pus, mais l'état général baisse rapidement. On a essayé d'introduire une canule à demeure, mais l'espace intercostal trop étroit ne l'a pas permis.

OBSERVATION.

Pleurésie purulente gnérie à la suite de six ponctions. (Recueillie par M. Labadie-Lagrave, interne.

Julie D..., 7 ans, entrée le 15 janvier 1872, à l'hôpital des Enfants-Malades, salle Sainte-Catherine, no 25, service du Dr Bouchut.

L'enfant est malade depuis quatre jours. Elle a été prise presque subitement d'une douleur vive dans le côté gauche du thorax, s'irradiant dans l'épaule correspondante.

Au moment de son entrée, elle se présente à nous le corps à demi-fléchi et fortement incliné du côté gauche. La respiration est fréquente, entrecoupée, irrégulière. La partie gauche de la cage thoracique reste absolument immobile.

La toux est rare, sèche et exaspère à tel point la douleur de côté que l'enfant s'efforce de la contenir. La percussion révèle une différence notable de sonorité des deux côtés de la poitrine : à droite, son clair et presque tympanique; à gauche, matité presque absolue à la partie moyenne. Vibrations thoraciques affaiblies à ce niveau. Souffle superficiel dans la fosse sous-épineuse gauche. Pouls, 120. Respirations, 60. Température, 39°,6.

16 janvier. La résonnance de la poitrine est normale en haut, absente à la partie moyenne dans un espace d'environ quatre travers de doigt. A ce niveau faible souffle bronchique. Egophonie depuis la crête de l'omoplate jusqu'au quart inférieur.

Résonnance tympanique sous la clavicule gauche. Le cœur n'est pas déplacé. La matité cardiaque est normale. Angoisse respiratoire marquée. P. 116. R. 56. T. 39°,4.

Traitement. — 2 sangsues loco dolenti ; poudre de digitale, 5 centigr.

Le 17. Le pouls s'est considérablement ralenti sous l'influence de la digitale (92). L'émission sanguine locale a diminué la douleur en même temps qu'abaissé notablement la température. La dyspnée est moins forte et la percussion moins douloureuse. Le cœur est refoulé de 1 centimètre environ vers le sternum. — Poudre de digitale, 5 centigr.

Le 18. Respiration gênée et plaintive. Souffle au-dessous de l'épine de l'omoplate ; et à partir de ce point absence complète de bruit respiratoire. Le cœur est déplacé jusqu'à la ligne médiane. P. 112. T. 38,8.

Le 22. L'enfant est mieux, la respiration est plus facile.

Le 28. L'épanchement a fait des progrès, matité complète dans tout le côté gauche en arrière ; absence de vibrations thoraciques à ce niveau, souffle très-prononcé dans l'aisselle se propageant jusque sous la clavicule. Le cœur est de plus en plus refoulé à droite ; le maximum de ses bruits correspond au niveau du bord droit du sternum.

Le 30. Même état. Ponction faite avec le trocart capillaire dans la ligne axillaire, sur l'équateur mamellaire, à l'aide de l'aspirateur de Dieulafoy. Issue d'un liquide purulent, épais, jaune-verdâtre, sans odeur; 300 gr. environ.

Le 31. L'enfant a mangé un peu aujourd'hui ; elle se sent très-soulagée, mais reste encore inclinée légèrement du côté gauche.

1er février. Le souffle a disparu sous l'aisselle et sous la clavicule, et a été remplacé par de la respiration normale.

Le 2. Deuxième thoracentèse : 60 gr. de pus crémeux, verdâtre, sont de nouveau retirés. Aussitôt après l'opération, le murmure vésiculaire s'entend du haut en bas de la poitrine.

Le 5. Depuis sa dernière ponction, l'enfant a de la fièvre le soir, marquée par une exacerbation thermique dépassant de plus de 1° la rémission matinale.

Le 7. On entend à peine le murmure vésiculaire. Le cœur est de nouveau refoulé à droite sous le sternum. Le souffle a reparu sous la clavicule et dans la ligne axillaire. L'enfant est pâle, amaigrie, sans forces. L'exacerbation thermique persiste le soir.

Le 8. Troisième thoracentèse : 30 gr. environ de liquide offrant les caractères du pus.

Le 15. Quatrième thoracentèse pratiquée dans le cinquième espace intercostal, qui donne issue à 100 gr. environ de pus.

Le 25. Cinquième thoracentèse : 300 gr. de pus crémeux, bien lié, sans odeur.

3 mars. Sixième thoracentèse : 200 gr. de pus environ.

8 avril. Septième ponction, fruste.

Le 13. Après être restée quelques jours encore inclinée du côté malade, l'enfant est aujourd'hui tout à fait redressée. Mais son état général laisse à désirer : elle maigrit, son teint est pâle, son appétit languissant; la toux n'a pas complètement disparu, la respiration est courte et entrecoupée.

1er mai. L'état général de l'enfant est beaucoup plus satisfaisant : elle se lève, joue avec ses petites camarades, descend au jardin avec elles, et se tient maintenant dans la plus parfaite rectitude ; son appétit et ses forces reviennent, son teint est meilleur ; tout fait présager une guérison radicale et prochaine.

Le 13. Exeat, complètement guérie.

OBSERVATION.

Bel (Joséphine), 6 ans. Entrée le 25 novembre 1872, salle Sainte-Catherine, n$_o$ 8, service de M. Bouchut. Les renseiguements fournis par les parents sont que l'enfant a été prise, il y a trois semaines, de pneumonie à gauche, d'après un médecin. Depuis lors elle tousse beaucoup, pas de diarrhée.

Antécédents. — Rien à noter ; c'est la première fois que l'enfant est malade.

Elle n'a eu ni rougeole, ni scarlatine, ni coqueluche.

Le 25 novembre au soir, à la contre-visite, nous constatons l'immobilité complète de tout le côté gauche. Du même côté, et du haut en bas, la matité est complète. A l'auscultation, quelques râles en haut, un peu de souffle au niveau du hile du poumon. Silence en bas. Les vibrations vocales sont nulles, elles sont du reste peu marquées du côté opposé, ce qu'explique l'âge de l'enfant. Phénomènes généraux, peu de fièvre, température 37o,5 environ (la malade ayant mal tenu son thermomètre).

Le 26, matin. L'examen plus complet fait par M. Bouchut donne le résultat suivant : le côté gauche de la poitrine est énormément dilaté, les espaces intercostaux sont effacés. Immobilité de la cage thoracique de ce côté. Matité absolue. Le diaphragme est repoussé de 3 centimètres en bas. Le cœur, refoulé vers le côté droit, déborde en ce sens le sternum de 2 centimètres. Absence complète de vibrations thoraciques à gauche ; elles persistent dans le côté droit. Pas de bruit respiratoire à gauche et à la base. Du même côté et au sommet, en avant comme en arrière, on entend un peu de bruit respiratoire bronchique. Nulle part il n'y a de souffle véritable. Pas d'égophonie ; œdème de la paroi thoracique très-marqué.

Toux assez fréquente, grasse, sans expectoration.

Langue humide, un peu villeuse.

Pas d'appétit, ni vomissement, ni diarrhée.

Peau chaude. Température, 37°,5; pouls 120.

Le diagnostic pleurésie purulente, appuyé surtout quant à la nature du liquide sur l'œdème de la paroi, est porté, et une ponction jugée urgente.

Cette ponction est faite séance tenante avec l'aspirateur Dieulafoy et un trocart à dard libre. Elle donne 600 gr. de pus épais bien lié, sans odeur fétide. Rien à noter pendant l'opération.

Après la ponction, M. Bouchut constate que le cœur a repris sa place et est revenu à gauche du sternum. La matité est toujours complète. Le murmure respiratoire s'entend en avant sous la clavicule ; il est mêlé de râles muqueux. En arrière, le bruit respiratoire, un peu soufflant, s'entend jusqu'à la 7e côte, également accompagné de râles muqueux.

Soir. La température est tombée à 37o,8. Pouls, 110. L'enfant, mise au régime de la viande crue, a mangé de bon appétit.

Le 27. L'œdème des parois thoraciques a entièrement disparu. Le cœur, revenu à gauche, ne dépasse plus le sternum à droite. Il reste de la matité sous la clavicule, dans l'aisselle, dans la fosse sous-épineuse et à la base. Sous la clavicule, murmure vésiculaire. En arrière, respiration bronchique soufflante avec égophonie caractérisée. T. 37o. P. 112.

Le 28. L'enfant n'a pas toussé et est peu gênée pour respirer. Matité sous la clavicule ; on y entend cependant le murmure respiratoire. En arrière, la résonnance est la même dans les deux fosses sous-épineuses à droite et à gauche ; mais à la base, à gauche, la matité est complète. Dans la fosse sous-épineuse du même côté souffle marqué. En bas, silence absolu.

Appétit bon. T. 37°. P. 120.

Le 29. Pas de murmure vésiculaire sous la clavicule. Deuxième ponction, qui donne 180 gr. de pus sans fétidité. Après la ponction, la respiration s'entend jusque près de la base. Le cœur est en place. La percussion donne toujours une diminution de sonorité sous la clavicule. La matité est complète partout ailleurs. T. 36o,8. P. 120.

Le 30. Le cœur bat en place. Dans la poitrine, matité du haut en bas ; on entend à peine le murmure vésiculaire en haut et en avant ; à la partie moyenne, il y a un peu de souffle. La toux est petite, assez fréquente et grasse. La peau est chaude. T. 37o,2. P. 120.

Bon appétit. Selles régulières.

1er décembre. Cœur non déplacé. Souffle en haut jusqu'à la moitié de la hauteur. Silence au-dessous. T. 37°,6. P. 120.

Le 3, matin. Matité sous la clavicule gauche. Absence de respiration. T. 38o,6. P. 124. Troisième ponction, 60 gr. de pus. Respiration faible ; un peu de souffle à la partie supérieure.

Le 10. Quatrième ponction, 180 gr. de pus. Une heure après la ponction, la température est de 37o,6. Le pouls à 120. A ce moment on entend la respiration très-bas, presque jusqu'à la base.

Soir. T. 37°,8. P. 118.

Le 11, matin. Le souffle a reparu. La chaleur est cependant diminuée. T. 37°. P. 104.

Les jours suivants, la plèvre se remplit de nouveau. Une nouvelle ponction est tentée le 14 ; l'enfant est très-indocile et ne veut pas se laisser ponctionner ; s'inclinant du côté malade, elle rapproche encore les côtes, diminuant ainsi les espaces intercostaux, déjà beaucoup plus petits depuis le début de la maladie. M. Bouchut parvient cependant à faire passer le trocart, mais il reconnaît bientôt qu'il a traversé une côte. Il s'écoule une faible quantité de liquide, qui modifie peu les phénomènes d'auscultation.

Les jours suivants, il se forme au point ponctionné une tumeur avec tension et rougeur qui est ponctionnée le 17.

18 décembre. L'ouverture est fermée, mais elle s'ouvre le lendemain et donne passage à du pus.

Après des alternatives d'écoulement et de temps d'arrêt, la fistule est devenue définitive. L'enfant, dont l'état général était excellent, est restée dans le service de M. Bouchut jusqu'au mois de mai. Elle se levait toute la journée, avait repris des couleurs. Elle a quitté le service dans un état relativement satisfaisant.

Cette petite fille est revenue à la consultation le 23 juin : la fistule est fermée, l'enfant prend de l'embonpoint. La respiration est revenue partout, il n'y a plus de souffle. Sa toux continue, accompagnée d'expectoration ; quant à la déformation, elle a disparu complètement.

Nous aurions désiré donner ici quelques exemples de pleurésies purulentes traitées par les ponctions suivies d'injections médicamenteuses, mais nous serions obligé de réimprimer une de celles qui ont été publiées soit par M. Bouchut (*Gazette des hôpitaux* 1871), soit par M. Pouteau (thèse de 1872), nous renvoyons le lecteur à ces deux remarquables travaux. Il nous suffira de dire qu'à la solution préconisée par Trousseau (teinture d'iode 50 grammes, iodure de potassium 2 grammes, eau distillée 100 grammes, mélangés avec parties égales d'eau tiède), on peut substituer suivant les cas l'eau alcoolisée, ou encore la décoction de quinquina et chlorure de soude au cinquième (Roger). Enfin nul doute que les recherches nouvelles faites sur les fermentations et l'infection putride, ne donnent lieu à des notions thérapeutiques importantes et sûres, dont profitera le traitement de ces pleurésies purulentes à odeur fétide, contre lesquelles échouent trop souvent les diverses préparations indiquées jusqu'ici.

Telles sont les observations que nous voulions mettre sous les yeux du lecteur et qui permettent de juger les avantages de ce procédé. Ils se résument d'un mot.

La ponction doit être faite toutes les fois que l'on soupçonne une pleurésie purulente existante ou en voie de se faire.

Est-ce à dire que ce procédé n'ait pas de contre-indications ?

Ici il faut distinguer : de contre-indication absolue nous n'en voyons pas. M. Roger, qui n'est pas suspect d'enthousiasme pour les ponctions capillaires ainsi qu'il est facile de s'en assurer par son discours à l'Académie, déclare que la pleurésie purulente tuberculeuse doit être opérée quand la dyspnée est très-forte et que les phénomènes généraux s'aggravent : « On ne doit pas, dit-il excellemment, laisser échapper une chance de guérison, quelque faible soit-elle. » (Page 647.)

Mais pour ce qui est de la répétition des ponctions, il y a, croyons-nous, à séparer les cas où l'épanchement se reproduit très abondant et dans un temps très-court de ceux où l'épanchement va sans cesse en diminuant de quantité. Dans ce dernier cas on peut continuer les ponctions tant que les conditions restent les mêmes. Dans le premier cas, au contraire, nous croyons qu'il est bon de songer à un autre appareil (1).

De même, si le pus devient fétide, il est fort probable que les injections faites de loin en loin ne suffiront pas à empêcher une infection menaçante, et dès lors mieux vaut recourir à un autre pro-

---

(1) L'auteur que nous citions en dernier lieu dit dans son discours : « Dans ces empyèmes à répétition, les tissus que baigne le pus ne sont pas sûrement garantis, dans l'intervalle des ponctions successives, contre l'action ulcérative du liquide reformé ; plus d'une fois, une vomique, et même une fistule pleuro-cutanée qu'on voulait précisément empêcher par l'opération, est survenue malgré la thoracentèse.

cédé, qui, tout en étant incontestablement plus grave, présente des avantages en rapport avec les difficultés à vaincre.

En résumé :

La ponction capillaire avec aspiration doit être faite toutes les fois que l'on soupçonne une pleurésie purulente.

Elle doit être répétée quand l'épanchement se reproduit, et l'on doit y joindre les injections modificatrices pour diminuer la quantité de pus.

Mais on doit renoncer à ce procédé :

1° Lorsque l'épanchement se reproduit très-rapidement;

2° Lorsqu'il devient fétide ;

3° Lorsque l'on soupçonne dans la plèvre des paquets pseudo-membraneux considérables qui entretiennent la fétidité du pus et ne peuvent, dans aucun cas, sortir par la canule.

PROCÉDÉ DE PLAYFAIR.

Nous allons décrire un procédé mis en usage par M. Playfair, de Londres, et faisant le sujet d'un mémoire lu à la réunion générale annuelle de 1872 de la Société obstétricale de Londres (1).

Nous reproduisons textuellement la description que l'auteur donne de l'appareil : « Le but est d'obtenir un drainage perpétuel sans « permettre à l'air d'entrer. Le procédé est presque aussi simple que « dans la paracentèse ordinaire, et le prix de l'appareil le met à la « portée de toutes les bourses. Tout ce qu'il faut, en effet, c'est en-

---

(1) Transactions of the obstetrical Society of London, vol. XIV. For the year 1872. — Obstetrical Society of London, session 1871. Annual general meeting. 3 January 1872. — On the treatment of empyema in children by W. S. Playfair M.D., F.R., CP. professor of obstetric medicine in King's college Hospital, and physician to the Evelina Hospital for Children. (Je dois la traduction de cet important travail à l'obligeante amitié de M. Odon Guéneau de Mussy, et je le prie d'agréer mes meilleurs remerciements pour le signalé service qu'il a bien voulu me rendre.)

« viron 6 pouces d'un drain fin et environ 6 pieds d'un tube de caout-
« chouc ordinaire. On les réunit au moyen d'un tube de verre de
« 1 pouce environ de longueur, en faisant pénétrer chaque extrémité
« dans l'un des tubes. L'extrémité libre du drain est destinée à être
« introduite dans la cavité pleurale, celle du tube de caoutchouc
« passe à travers le bouchon percé d'une bouteille à moitié remplie
« d'eau. La manière de se servir de l'appareil est la suivante :

« Lorsqu'on croit avoir affaire à un empyème, on fait d'abord
« une ponction à l'aide d'un trocart explorateur, pour s'assurer que
« le liquide est purulent. Dans ce but, ce qu'il y a de plus commode,
« c'est une seringue à injections hypodermiques ordinaire, car cet
« instrument ressemble à un petit appareil pneumatique. La présence
« du pus reconnue, on fait la ponction de la poitrine avec un trocart
« ordinaire dont la canule soit d'un diamètre suffisant pour qu'on y
« puisse faire passer le drain de l'appareil.

« Dès que le pus s'écoule librement par la canule, on introduit le
« drain dans la cavité pleurale à travers la canule que l'on retire
« par-dessus; alors un aide pince le drain à sa sortie de la poitrine,
« pour empêcher l'écoulement du pus, jusqu'à ce que l'autre extré-
« mité en soit fixée au petit tube de verre. Le pus peut alors s'écou-
« ler dans la bouteille. On fixe le drain à la poitrine en passant au-
« tour de lui un fil métallique résistant, disposé de telle sorte que
« l'on puisse le fixer par des bandes.

« Le drain reste continuellement dans la cavité pleurale, et le pus
« s'écoule au fur et à mesure de sa formation. La seule voie par
« laquelle l'air puisse s'introduire est le pourtour du tube, mais il
« y a peu de chance pour que cela arrive, et je ne l'ai pas vu dans
« les trois cas que j'ai traités par cette méthode; on serait doublement
« sûr de n'avoir rien à redouter de ce côté en faisant la ponction à
« travers une couche de laine chloralée, ou de quelque autre anti-
« septique, qu'on peut toujours laisser autour du point ponc-
« tionné. »

Tel est l'appareil et le manuel opératoire de ce que M. Playfair appelle le drainage sous l'eau.

Avant d'examiner les observations de l'auteur une remarque est nécessaire. Ce n'est point la première fois que l'on propose ainsi d'établir un écoulement constant du liquide tout en empêchant l'entrée de l'air.

M. Potain (1) dit : « Dans les derniers temps, j'ai pensé devoir ajouter à l'évacuation intermittente du foyer et à son lavage quotidien, un écoulement à peu près continu avec une traction très-modérée. Je l'ai obtenu facilement en substituant au siphon un tube de caoutchouc de très-petit calibre, mais fort long, et qui se rend dans un vase contenant de l'eau dont le niveau est maintenu à 12 ou 15 centimètres au-dessous du plan sur lequel le malade repose. »

M. Bénard (2) dit aussi : « Quand la suppuration est un peu abondante, il y a utilité à ne pas laisser l'accumulation du pus se faire dans la plèvre. On maintient le tube inférieur (du siphon) constamment ouvert, en remplaçant le récipient inférieur par une bouteille pour ne pas infecter l'air. De cette façon l'écoulement est continu. »

Ces deux citations montrent bien, croyons-nous, que l'avantage de ce genre d'appareil avait déjà été indiqué antérieurement. Nous avons pu le voir appliquer chez un malade du service de notre savant maître, M. Potain, en 1872.

Voyons maintenant les observations présentées par M. Playfair à ce sujet. Elles sont au nombre de trois. Une appartient à l'auteur, les deux autres sont empruntées à la pratique de son collègue le Dr Hilton Fagge, et les trois cas ont été soignés à l'hôpital d'Evelina, pour les enfants malades.

---

(1) Potain. Bulletin de thérapeutique, t. LXXVII, année 1869, 2ᵉ livraison. Thoracentèse : des difficultés que peut rencontrer l'évacuation complète du liquide dans l'opération de l'empyème.

(2) Bénard. Thèse de Paris, 1871.

OBSERVATION.

Richetts (Alice), âgée de 6 ans. Il est impossible de déterminer d'une façon précise l'histoire de la maladie avant l'entrée de l'enfant à l'hôpital; l'on dit cependant que l'enfant était malade depuis un mois environ.

A son admission on constata chez elle les signes manifestes d'un épanchement pleurétique abondant. Le côté gauche de la poitrine était partout immobile, les espaces intercostaux effacés et la circonférence du côté gauche mesurait 3[4 de pouce de plus que celle du côté droit. Le cœur était déplacé et la pointe battait à 1[2 pouce au-dessous du mamelon droit. La dyspnée était extrême.

On pratiqua l'opération de la manière ordinaire, un tube était attaché à la canule et s'ouvrait dans un bassin rempli d'eau, on fit sortir une pinte et demie de pus épais, au grand soulagement de la malade.

Au bout de peu de temps cependant la plèvre fut de nouveau remplie, et onze jours après la ponction, la dyspnée était encore plus considérable qu'à l'entrée de la malade dans nos salles. A cette même époque le pus s'était porté sous la clavicule gauche, et l'on trouvait en ce point du gonflement et de la fluctuation, la peau était rouge et sur le point de donner passage au pus.

Le système de drainage sous l'eau que j'ai décrit fut alors employé, et presque un un quart (1 litre 135) de pus s'écoula en une fois dans la bouteille.

Le lendemain l'enfant était mieux à tous égards, il avait mieux mangé et dormi, en outre, il respirait facilement. La tuméfaction sous-claviculaire avait disparu.

Pendant les premiers jours 3 onces (97 gr. 7) de pus s'écoulaient chaque jour dans la bouteille, et les jours suivants il n'en venait plus que 1 once (31 gr. 9). Aucun symptôme fâcheux d'aucune nature ne se montra dans la suite, et l'enfant engraissa et se fortifia rapidement.

On n'enleva l'appareil que vingt-deux jours après l'opération, quoique depuis quelque temps l'écoulement eût complètement cessé.

La plaie se cicatrisa en un jour ou deux. Les poumons reprirent complètement leurs dimensions premières et il n'y eut aucune déformation ultérieure, si ce n'est une petite dépression sous la clavicule gauche.

C'était là, ajoute l'auteur, un cas d'empyème aussi fâcheux que possible, et ce fait que la paracentèse a été faite de la façon ordinaire sans heureux résultat appréciable, montre au plus haut point les avantages manifestes du drainage continu. Quelques heures de plus et l'abcès sous-claviculaire eût certainement percé.

Cette remarquable observation autorise-t-elle les conclusions de l'auteur? Sans vouloir rien enlever à ce beau succès, nous croyons que M. Playfair n'est point autorisé, par une seule ponction faite par le procédé ordinaire, c'est-à-dire avec un gros trocart (ponction qui, à cause de cela, n'a point été répétée) à dire que l'application de son appareil fût indiquée. Il est probable que si l'on avait fait quelques ponctions capillaires que l'on eût répétées avant que l'épanchement fût assez considérable pour déterminer une tuméfaction sous la clavicule, on eût emmené la guérison, et nous en croyons voir la preuve dans la rapidité de la guérison et dans la *restitutio ad integrum* du poumon sans déformation, toutes choses qui excluent l'idée de fausses membranes volumineuses empêchant la distension du poumon et, *a fortiori*, de toute masse de même nature susceptible d'entretenir une longue suppuration dans la cavité pleurale. Il faut reconnaître cependant combien ce cas est remarquable; notons, pour y revenir, dans l'appréciation générale que nous ferons des observations réunies, la durée d'application de l'appareil (vingt-deux jours), et la rapide cicatrisation de l'ouverture faite au thorax (deux jours).

Voici les deux autres observations.

OBSERVATION.

Kirby (Thomas), âgé de 4 ans, admis le 21 septembre dans le service du Dr Fagge, malade depuis un mois.

Les symptômes remarqués sont les suivants : matité dans tout le côté droit de la poitrine, tant en avant qu'en arrière, sauf sous la clavicule droite où la percussion donne un son tympanique. Respiration distincte et tubulaire. Perte totale des vibrations thoraciques. Effacement des espaces intercostaux. La pointe du cœur bat en dehors du mamelon gauche.

Aucune amélioration ne survenant dans l'état du malade, on fit la paracentèse avec le drainage sous l'eau le 4 octobre, et une grande quantité de pus, quantité qui n'a pas été notée, s'écoula.

Le lendemain matin l'enfant était mieux de toutes façons. La température avait baissé de 2° 1j2 et resta normale jusqu'à la guérison complète : l'enfant avait bien dormi et ne présentait pas de dyspnée notable. Il reposait maintenant sur le côté gauche, ce qu'il ne pouvait faire jusque-là.

10 octobre. On remarqua qu'il n'existait nulle part de matité véritable, seule-

ment le côté gauche résonnait un peu moins que le droit. Le bruit respiratoire s'entendait partout; il s'écoulait dans la bouteille 1 once (31 gr. 9) environ de pus par jour.

Le 17. Tout écoulement ayant cessé on enleva le tube (trente jours après l'opération). La plaie se ferma rapidement et il y eut à peine dans la suite une légère dépression de la poitrine.

OBSERVATION.

Oliver (Thomas), 3 ans 1/2, reçu le 23 octobre 1871 dans le service du Dr Fagge. Malade depuis trois semaines.

Matité absolue dans tout le côté gauche de la poitrine. Déplacement du cœur dont la pointe bat entre la septième et la huitième côte droite. Dilatation manifeste du côté gauche dont la circonférence mesure 1 pouce de plus que celle du côté droit; les espaces intercostaux sont effacés. La respiration ne s'entend qu'éloignée et faible.

28 octobre. La dyspnée est telle que l'on est contraint de faire l'opération : il s'écoule environ 1 pinte de pus dans la bouteille.

Le 29. Environ 25 onces de pus s'écoulèrent. L'enfant a passé une bonne nuit et mangé de bon cœur. La pointe du cœur bat dans sa position normale. Le poumon se dilate et le bruit respiratoire s'entend à gauche, en avant et en arrière, jusqu'à l'angle de l'omoplate pour limite inférieure. La respiration est vésiculaire et normale et la résonnance bonne; la voix a repris sa sonorité.

1er novembre. On entend le bruit respiratoire dans tout le poumon gauche; pendant les vingt-quatre dernières heures il s'est écoulé à peine 1 once (31 gr. 9) de pus.

Le 4. Sept jours après l'opération, comme il ne s'était pas écoulé de pus depuis quelque temps, le tube fut enlevé.

Le 12. L'enfant est en pleine convalescence; la respiration est bonne dans tout le côté gauche.

Dans la savante compagnie où ce travail a été lu, il a été de la part des membres présents l'objet des remarques suivantes :

« Le Dr Hilton Fagge dit qu'il a dernièrement traité un cas par le même procédé sans que les résultats fussent aussi satifaisants ; le pus avait coulé par l'intervalle compris entre le tube et les bords de la plaie. L'enfant va bien maintenant, mais n'est pas encore guéri. Il

croit qu'il faut enlever la canule avant d'introduire le tube de caoutchouc qui doit être de même diamètre que celle-ci.

« M. Taylor raconte un cas d'empyème avec paracentèse opéré par
une méthode analogue à celle de Playfair ; le malade a eu une guérison lente, mais complète.

« M. Sedgwick n'a que des éloges à donner à la méthode de Playfair ; il en a employé lui-même une fondée sur le même principe,
elle lui a donné les meilleurs résultats. Il l'a employée aussi avec le
plus grand succès dans un cas de paracentèse abdominale pour un
épanchement considérable de pus. »

Tels sont les faits sur lesquels M. Playfair s'appuie pour préconi-
ser l'emploi de sa méthode, ils sont dignes de tous points d'attirer
l'attention, mais autorisent-ils l'auteur à dire que ses trois observations « peuvent aisément soutenir la comparaison avec toutes les
autres méthodes de traitement employées contre cette affection, qui,
dans les circonstances les plus favorables, a toujours été une longue
et pénible maladie »? nous ne le pensons pas.

On a vu plus haut des cas de guérison après une ponction, et l'on
conviendra que ces cas, rares nous le voulons bien, mais enfin pos-
sibles, doivent faire rejeter l'opinion trop absolue de l'auteur.

En outre, trois cas, très-heureux assurément, n'autorisent pas une
conclusion aussi absolue, et s'il était besoin d'une preuve à cet égard,
on la trouverait dans ce travail même, au passage où l'auteur com-
pare les résultats du drainage sous l'eau à ceux donnés par les ponctions aspiratrices entre les mains de M. Bouchut, et cela d'après trois
cas publiés par notre savant maître dans la *Gazette des hôpitaux* de
1871 ; M. Playfair conclut : « Nous avons donc (dans le travail de
M. Bouchut) un cas terminé par la mort, un autre dont le traitement
dure après neuf mois d'opérations continuelles, et un troisième ren-
voyé guéri après six mois de traitement et trente-trois opérations. »
Puis plus loin : « Les trois cas traités par la méthode que je recom-
mande étaient, à en juger par leur description, aussi graves que ceux

de Bouchut, et le temps le plus long qu'il a fallu laisser l'appareil a été un mois, les deux autres ont été guéris, l'un en *treize*, l'autre en sept jours. »

C'est justement ce temps très-court qui nous fait croire à une généralisation trop hâtive de la part de M. Playfair; nous soupçonnons fort les deux derniers cas, au moins, d'avoir été fort susceptibles d'être guéris par une seule ponction, ou du moins par un très-petit nombre; et en effet, s'il eût existé dans la plèvre des modifications profondes, si le poumon eut été bridé par des fausses membranes épaisses, en quoi le drainage sous l'eau eût-il pu remédier à ces graves désordres; les cas cités par M. Bouchut sont, au contraire, des cas où de graves lésions pleurales et pulmonaires existaient.

Ces réserves faites, examinons l'appareil et son mode d'emploi. Et d'abord que faire en cas d'obstruction de la canule par une fausse membrane? M. Playfair ne nous le dit pas; et force serait, croyonsnous, de recourir au siphon de M. Potain ou à une injection avec la seringue. Une canule laissée pendant un long temps dans la cavité pleurale n'est pas sans inconvénient; il est à craindre, en effet, que l'ouverture ne devienne fistuleuse et ne soit dès lors très-difficile à fermer, et cela même dans des cas simples et qui ne se compliquent pas, comme celui cité dans la communication orale de M. Hilton Fagge, du passage du pus entre le tube et les bords de l'ouverture.

Quant au mode de fixation à la poitrine, qui consiste en un anneau à travers lequel passe le tube et auquel sont fixées deux aillettes en 8 de chiffre qui servent à passer des bandes, nous préférons de beaucoup la plaque de caoutchouc préconisée par M. Potain, parfaitement innocente pour les téguments, ce qui ne saurait guère être le cas du fil métallique de M. Playfair.

Maintenant n'y a-t-il pas à craindre que cet appareil appliqué chez des enfants ne soit sujet à des accidents, à cause de la gêne qu'il détermine et des mouvements de ces pauvres petits, qui ne sont pas toujours ni commodes ni patients? M. Playfair dit à cet égard : « On pourrait croire que le tube est très-ennuyeux pour l'enfant, qui peut l'enlever. Je le craignais certainement, mais dans aucun cas cet accident ne s'est présenté. Le tube ne paraissait pas incommoder les petits malades le moins du monde; ils se remuaient dans leur lit, jouaient, s'asseyaient et se retournaient tantôt d'un côté, tantôt de l'autre, sans la moindre difficulté et sans déranger leur appareil. » On le voit, il ne faudrait pas s'exagérer cette crainte, bien légitime assurément, de voir l'appareil dérangé par les petits malades; mais M. Playfair n'oserait pas assurer qu'il sera aussi heureux à l'avenir sur ses jeunes compatriotes, et il n'est pas nécessaire d'être très-versé dans l'étude de la clinique infantile pour partager tout à fait son avis à cet égard.

Enfin, avec l'appareil tel qu'il est décrit par M. Playfair, il n'est pas question d'injections. Or, il est des cas qui réclament aussi nettement les injections modificatrices que l'empyème réclame la ponction, et nous regrettons que l'auteur n'ait point fait mention de ces cas. C'est là, en effet, un des avantages de cet appareil : c'est qu'il permet, en y ajoutant le siphon de M. Potain, de faire tous les jours, plus souvent même si on le juge à propos, des injections modificatrices. Nous y reviendrons.

Un autre avantage, le seul sur lequel M. Playfair se soit basé pour recommander son appareil, c'est l'écoulement continu sans pénétration de l'air, et c'est ce qui fait que son appareil est appelé à rendre de grands services dans ces pleurésies purulentes où le liquide se reproduit rapidement et en abondance telle, que presque tous les jours il deviendrait nécessaire de faire une nouvelle ponction. Dans ces cas le drainage sous l'eau présente le grand avantage que, grâce à l'écoulement continu, la quantité de pus restant dans la plèvre est à son minimum; par suite le poumon, dans son expansion, n'est pas gêné par la collection purulente; ce sont là incontestablement des conditions très-favorables à la guérison.

N'est-il pas à craindre que cet écoulement n'épuise les malades?

M. Roger signale, dans son discours à l'Académie, les avantages d'un écoulement constant, et il dit expressément : « L'écoulement incessant du pus, s'il est une cause inévitable d'affaiblissement, n'entraîne point les mêmes accidents que sa rétention ou son évacuation insuffisante. » C'est en partant de ce principe que ce savant maître préconise l'emploi d'une canule métallique à demeure, tout en reconnaissant les inconvénients inévitables qu'elle peut avoir, mais qui ne suffisent pas à la faire rejeter vu ses avantages. Le procédé dont il est actuellement question est, à cet égard, bien plus satisfaisant.

En résumé, sans souscrire aux éloges que M. Playfair fait de sa méthode, car les cas sont trop peu nombreux, et, d'autre part, le point de comparaison avec les ponctions aspiratrices capillaires est aussi trop restreint, il serait injuste de ne point reconnaître les avantages de ce mode de traitement. Ce sont :

1° L'écoulement continu;

2° La non-pénétration de l'air;

3° La possibilité de faire des injections.

Ses inconvénients sont :

1° Les dangers de toute canule à demeure, l'obstruction, la fistule possible et les accidents faciles;

2° L'impossibilité de donner issue aux fausses membranes.

La question posée par M. Potain dans sa lettre au Bulletin de thérapeutique reste entière; de nouvelles études sont nécessaires pour la résoudre définitivement, et à part les réserves forcément apportées par les cas de ponction capillaire avec aspiration *unique*, guérissant certaines pleurésies purulentes, on peut dire :

« *L'expérience seule dira dans quelle mesure l'aspiration portée à un certain degré intermittente, ou continue et modérée suivant les circonstances, peut être utile à la curation des épanchements pleurétiques.* » (page 73).

En attendant que la question posée si nettement par notre savant maître puisse être résolue, il semble que la conduite à tenir doive être la suivante :

1° Faire une ponction capillaire aspiratrice non à titre de simple moyen d'investigation, mais pour enlever le plus qu'il sera possible du pus contenu dans la plèvre.

2° L'épanchement se reproduisant rapidement et en grande quantité, appliquer l'appareil préconisé par M. Playfair.

3° Si au contraire l'épanchement ne se reproduit qu'en quantité modérée et au bout de plusieurs jours refaire une nouvelle ponction capillaire.

4° Dès que des phénomènes graves, locaux ou généraux, tels que la putridité du liquide avec mauvaise odeur où fièvre très-violente, apparaîtront, appliquer l'appareil Playfair, en y ajoutant les lavages répétés de la plèvre par le siphon de M. Potain.

APPAREIL A SIPHONS DE M. POTAIN.

Cet appareil, des plus ingénieux, destiné à rendre de grands services, a fait le sujet d'un article, sous forme de lettre, inséré dans le Bulletin de thérapeutique (1869, t. LXXVII, 2e livraison). Depuis lors une thèse soutenue à la Faculté de médecine par M. Bénard (1871) lui a été consacrée. De nombreux cas de pleurésie purulente ont été, tant dans les hôpitaux qu'en ville, traités par cette méthode, en sorte qu'elle est entrée dans la pratique habituelle des médecins contemporains.

Bien que la ponction capillaire avec aspiration ait modifié le traitement de la maladie qui nous occupe, elle ne saurait remplacer dans tous les cas le système préconisé par notre savant maître, et pour ce qui est des enfants, nous sommes quelque peu étonné qu'il soit si peu employé.

Une description rapide de l'appareil doit précéder l'appréciation des avantages et des inconvénients de ce mode de traitement. En réalité il est formé par un double siphon.

La pièce principale est constituée par un tube en caoutchouc assez résistant, ayant la forme d'un **Y**, dont la branche inférieure (dans la lettre) est destinée à être mise en communication avec la plèvre, tandis qu'aux deux autres branches s'adaptent deux tubes de caoutchouc, qui se rendent chacun dans un bocal en verre, dont l'un est placé en un point supérieur au plan sur lequel repose le malade, tandis que l'autre bocal est situé au-dessous de ce même plan. Deux pinces à pression continue doivent être jointes à l'appareil pour en rendre le maniement plus commode.

Pour se servir de cet appareil, on fait au thorax une ponction avec les mêmes précautions que pour l'appareil de M. Playfair. Pour fixer le tube à la poitrine, M. Potain se sert d'une plaque de caoutchouc percée à son centre d'un trou, dans lequel passe à frottement doux le tube qui doit rester en place, puis on place par-dessus une bande de gaze enduite de collodion qui maintient tout le système en place ; on peut augmenter par des badigeonnages successifs avec le collodion, la solidité de ce moyen de fixation.

Maintenant, supposons le tube en place et voyons comment, avec l'appareil à siphon, on doit procéder pour laver la plèvre.

On adapte à l'aide d'un tube de verre la branche impaire au tube pleural ; avec deux autres tubes de verre, les deux autres branches aux deux autres tubes : on a eu soin, au préalable, d'amorcer celui qui se rend dans le bocal supérieur, en plaçant une pince à pression continue sur le tube pleural, et en faisant s'écouler, par des manœuvres appropriées, le liquide du bocal supérieur dans l'inférieur : les deux tubes en verre qui servent à l'ajutage, servent aussi à voir ce qui passe dans l'intérieur des divers segments de l'appareil. Appelons A le tube pleural, B le tube communiquant avec le récipient supérieur, C le tube inférieur. Une fois l'appareil amorcé, on place une pince à pression continue sur B ; on enlève celle qui se trouvait sur A. Le liquide contenu dans la plèvre s'échappe par l'action de la pesanteur, et se rend dans le bocal inférieur avec une force proportionnelle à la différence de niveau entre le liquide pleural et le liquide du récipient. Quand on juge que la quantité écoulée est suffisante, on place une pince sur le tube *C*, et on enlève celle du tube *B*. Alors le liquide du bocal supérieur se rend dans la plèvre. A l'aide d'une graduation du bocal supérieur, on peut savoir exactement la quantité qui pénètre ainsi dans la poitrine, et va se mélanger au pus restant. Puis on interrompt de nouveau la communication entre le bocal supérieur et la plèvre, en plaçant la pince sur *B*; le liquide pleural s'écoule dans le bocal inférieur. Par une série d'opérations analogues, on dilue de plus en plus le pus collecté dans la plèvre, et quand l'écoulement se faisant dans le tube inférieur est jugé assez limpide, on interrompt la communication en plaçant la pince à pression continue sur le tube *A*. On enlève le siphon et on ferme le tube *A* avec un fosset. Suivant le but que l'on se propose, on laisse dans la plèvre une quantité de liquide variable : si l'on veut seulement laver la plèvre, et si le liquide dont on s'est servi est de l'eau pure, on en laisse le moins possible. Si au contraire on désire modifier les surfaces sécrétantes ou combattre la fétidité, on laisse une assez grande quantité des solutions médicamenteuses employées à cet effet. Un bandage de corps sert à maintenir le tube hors de toute atteinte : on l'enveloppe de ouate pour plus de sûreté. Le malade peut se lever et vaquer à ses occupations autant que ses forces le lui permettent, si toutefois le médecin le juge convenable.

Tel est cet appareil ingénieux. Nous l'avons vu appliquer par M. Potain dans son service, salle Saint-Louis, n° 1, pour une pleurésie purulente chez un tuberculeux, pleurésie traitée d'abord par les ponctions capillaires aspiratrices répétées. Les lavages pratiqués tous les matins ne purent empêcher la terminaison fatale ; mais les jours qui suivirent l'application de l'appareil furent marqués par un mieux-être évident ; la fièvre était moins vive, les vomissements avaient cessé, l'appétit était revenu. Dans le service de M. Hérard, remplacé alors par M. Cornil, nous l'avons vu appliquer pour une

pleurésie purulente chez un tuberculeux, traitée aussi par des ponctions capillaires : ce malade, dont l'état était désespéré et qui paraissait
n'avoir que quelques jours à vivre, a pu, grâce à ces lavages, vivre
cinq mois encore. On trouvera dans la thèse de Bénard plusieurs
cas remarquables, dont deux cas de guérison communiqués par
M. Brouardel. D'autres cas encore ont été publiés dans les journaux
de médecine.

On a vu plus haut comment M. Potain déterminait dans certains
cas l'écoulement continu, en faisant communiquer le tube pleural
avec un vase à niveau inférieur par un tube long et fin. Nous n'y reviendrons pas.

Les avantages de cet appareil sont de permettre des lavages fréquents, de s'opposer à l'entrée de l'air ; mais, de même que les autres
procédés que nous avons précédemment examinés, il a l'inconvénient
de ne pas permettre l'expulsion des paquets pseudo-membraneux
qui sont si souvent cause d'accidents.

De plus que l'appareil Playfair, il a l'avantage de ne pouvoir être
obstrué, puisqu'il suffit alors de changer le sens du courant traver-
sant le tube pleural pour remédier à cet accident.

DRAINAGE DE LA PLÈVRE.

Ce mode de traitement qui a été, à l'époque de son apparition, un
incontestable progrès, n'est plus aujourd'hui beaucoup employé, car
on lui préfère assez généralement, et avec raison, des méthodes qui
ont tous les avantages du drain sans en avoir les inconvénients. —
L'opération consiste à faire, à la cage thoracique, une double ouverture : le drain, tube de caoutchouc percé de trous, est introduit à
l'aide du trocart courbe qui a servi à faire d'un seul coup les deux
ouvertures ; on le fait passer par la canule qui sert alors de con-
ducteur. Cela fait, on retire la canule, le drain reste en place ; pour

éviter tout déplacement, on attache les deux bouts ensemble par un fil.

Par ce drain s'écoule le pus formé ; on peut faire des lavages à l'aide d'une seringue en fermant un des bouts du drain, tandis que l'injection pénètre par l'autre, puis en laissant écouler le liquide accumulé.

Mais le libre accès de l'air, son action possible et nuisible sur le pus, rendent ce procédé bien imparfait. Enfin, il est loin d'être sans danger chez l'adulte, ni facile à pratiquer. Que sera-ce donc chez l'enfant, où la déformation thoracique est si rapide et rend les espaces intercostaux, déjà naturellement étroits vu le jeune âge, moins grands encore.

Cependant, le drainage a donné de bons résultats dans quelques cas de pleurésie purulente chez les enfants : la thèse de Verliac, de même que celle de Voyet, en contiennent des exemples. Nous renvoyons le lecteur à ces deux remarquables travaux, où ils pourront juger facilement des avantages et des inconvénients du procédé, que pour être complet nous avons cru devoir signaler.

Une opération, proposée par M. Gosselin pour la pleurésie purulente, comprend au nombre de ses temps une application de drainage, mais il s'en faut bien que le procédé soit, en somme, comparable à celui de M. Chassaignac.

M. Gosselin, en effet, fait d'abord un véritable empyème, puisqu'il pratique en arrière une ouverture de la longueur de 3 à 4 centimètres, par laquelle il donne issue au pus et aux paquets pseudo-membraneux se trouvant dans la plèvre. Puis en avant, une autre ouverture avec le trocart à drainage, courbe et muni de son drain. M. Moutard-Martin déclare que cette opération ne saurait être justement appelée drainage de la plèvre ; elle a pour caractère, en effet, de joindre un empyème au drainage.

Ici encore nous ferons, en ce qui concerne les enfants, les mêmes réserves.

Dans la discussion sur la thoracentèse, M. Roger disait à l'Aca-

démie, après avoir reconnu combien utile avait été l'invention de
M. Chassaignac et avoir cité les cas favorables obtenus par M. La-
bric, et rapportés dans la thèse de M. Voyet : « Je ferai remarquer
qu'il s'agissait, dans ces cas heureux, d'enfants âgés de 13 à 14 ans,
c'est-à-dire que chez eux, les dimensions de la poitrine se rappro-
chaient assez de celle des adultes. Pour ce qui est des sujets plus
jeunes, les espaces intercostaux de leur court thorax me semblent
trop étroits pour qu'on y puisse établir un drain : un trocart, même
petit, comble l'espace intercostal qu'il traverse ; à plus forte raison,
éprouvera-t-on des difficultés très-sérieuses pour faire passer de dedans en dehors le trocart recourbé. Il faut une habilité peu commune
et que M. Chassaignac ne peut donner à tous les opérateurs, pour
achever sans danger cette double ponction. » (*Bulletin de l'Académie
de médecine*, 2e série, t. I, p. 624.)

OBSERVATION.

(Pleurésie purulente ; drainage ; guérison. Dr Playfair.)

Busby (James), âgé de 8 ans, fut admis à King's College-Hospital, dans le service du Dr Priestley, le 6 juin 1870. L'enfant présentait un épanchement pleurétique
abondant, consécutif à une scarlatine. Tout le côté gauche était mat, et la matité
s'étendait au delà de la ligne médiane. On sentait les battements de la pointe du
cœur à 1 pouce 1\|2 au-dessous du mamelon droit. La circonférence du côté gauche
de la poitrine était de 1 pouce 1\|2 plus grande que celle du côté droit. L'enfant alla
de plus en plus mal et fut bientôt en danger sérieux.

13 juillet. M. Wood fit la thoracentèse : 36 onces d'un pus épais furent enlevées
sous l'eau. Immédiatement après cette opération la respiration fut plus facile. Le
malade passa une bonne nuit et le jour suivant fut le meilleur qu'il eût eu depuis
un mois.

Le 20. La plèvre s'était remplie de nouveau, l'enfant était aussi mal que jamais.
La thoracentèse fut faite de nouveau ; on enleva 9 onces de pus mais sans grands
résultats. Le lendemain la dyspnée reparut plus forte ; le pus paraissait s'être
reformé ; sous le mamelon droit on remarqua un abcès en voie de formation.

Le 24. L'enfant sembla être à la mort et le chirurgien de garde ouvrit la poitrine avec un bistouri... 18 onces de pus s'écoulèrent, et pendant une semaine le pus coula abondamment, mouillant les draps du lit trois ou quatre fois par jour. Survint de l'œdème du pied et aussi une diarrhée intense qui résista à tous les traitements, jusqu'à ce que l'enfant fût nourri exclusivement de viande crue.

Au commencement d'août, je le soignais. A cette époque son état était aussi défavorable que possible. Son épuisement l'avait conduit jusqu'aux portes de la mort et chacun de ses jours paraissait devoir être le dernier, quoique la dyspnée fût moins grande qu'elle n'avait été auparavant.

Vers le 16 août l'écoulement cessa et le pus recommença à se collecter dans la cavité pleurale. Je demandai alors à M. Wood de faire une contre-ouverture et d'y passer un tube de Chassaignac dont une extrémité devait ressortir par la première incision. Depuis ce moment l'état du malade s'améliora constamment. Il n'y eut aucune intermittence dans l'écoulement du pus dont la quantité commença de diminuer chaque jour.

Vers le 16 septembre on remplaça le drain par un autre plus petit, et le 20 octobre l'écoulement ayant presque entièrement cessé on retira ce dernier. La malade ne put cependant quitter l'hôpital que le 4 novembre. Je l'ai revu il y a quelques semaines, près d'un an après la cessation de l'écoulement, et j'ai trouvé la poitrine fortement contractée, probablement pour toujours.

EMPYÈME.

L'opération a pour but d'ouvrir la cage thoracique par le bistouri. « Incisez la peau parallèlement à la direction des côtes et dans l'étendue de 4 centimètres environ ; puis, divisez successivement le tissu cellulaire, les muscles intercostaux et la plèvre, en faisant une incision dont l'étendue doit être d'autant moindre qu'elle porte sur des tissus plus profonds, de telle sorte que le plèvre ne soit pas ouverte dans plus de 1 centimètre. » (Guérin, *Chirurgie opératoire.*)

Cette incision donne issue au pus ; elle permet de retirer de la poitrine des paquets pseudo-membraneux qui y entretenaient la suppuration, en la viciant. Enfin il permet de faire dans la plèvre des lavages appropriés. Son grand inconvénient est d'entraîner forcément la pénétration de l'air, et c'est ce qui fait que ce procédé ne doit être employé qu'après tous ceux que nous avons énumérés, et lorsqu'il est bien démontré que tous ont été impuissants à prévenir ou à guérir les phénomènes graves de la pleurésie purulente.

M. Roger s'exprime à cet égard comme il suit : « L'opération de l'empyème sera réservée pour les cas rares (et ils m'ont paru être plus rares chez les enfants que chez les adultes) où les produits morbides ne peuvent, en raison de leur volume, être évacués de la cavité pleurale que par une large plaie thoracique. Pratiqué dans ces conditions, soit secondairement, soi-même d'emblée, l'empyème a souvent réussi entre les mains de MM. Barthez et Bergeron. » (1)

Voici une curieuse observation contenue dans le travail de M. Playfair, inséré dans les *Obstetrical Transactions*, où l'empyème a été produit par une complication de la ponction.

OBSERVATION.

(Ouverture de la plèvre par complication de la ponction. Dr Playfair.)

Webb (Annie), âgée de 4 ans, fut admise salle Pantia Ralle, à King's College-Hospital, le 11 juillet 1871. Service de mon collègue le Dr Priestley. Je ne m'étendrai pas sur l'histoire générale de la maladie, il suffit de dire que tous les signes d'un vaste épanchement pleurétique se manifestaient clairement chez elle, tout le côté gauche de la poitrine était en état de stupeur, et le bruit respiratoire s'entendait lointain et faible. On ordonna un traitement général approprié, mais l'épanchement continua d'augmenter au lieu de diminuer, et l'enfant fut réduite à un état d'extrême faiblesse. Tel était l'état dans lequel je la trouvai lorsque je remplaçai le Dr Priestley, absent à la fin de la troisième semaine d'août. A cette époque la stupeur existait dans presque toute la poitrine, les espaces intercostaux étaient manifestement bombés et le cœur déplacé de telle sorte que l'on sentait les battements de la pointe immédiatement au-dessous du mamelon droit. L'enfant était affectée de sueurs nocturnes hectiques et profuses ; elle refusait toute nourriture et avait la langue chargée.

16 août. On fit la paracentèse entre la cinquième et la sixième côte, et la canule terminée par un tube s'ouvrant sous l'eau ne livra passage qu'à une faible quantité de pus. Le lendemain une éruption érysipélateuse se déclara autour du point ponc-

---

(1) Bulletin de l'Académie de médecine, 2e série, t. I, p. 627.

tionné. Elle ne s'étendit pas, mais amena la formation d'une petite eschare de la dimension d'une pièce de 12 sous.

J'attribue cette complication à l'état d'extrême faiblesse dans lequel se trouvait la malade, et peut-être aussi, en partie, à ce que l'on avait fait dans l'espace intercostal, avant d'y introduire le trocart, une incision sur les bords de laquelle l'eschare commença.. Je crois que cette précaution n'est jamais nécessaire, et qu'elle est certainement nuisible si l'on veut empêcher l'entrée de l'air. On appliqua de la poussière de charbon et le lendemain le pus commença à s'écouler (l'eschare avait ouvert librement la cavité pleurale) et la malade fut sensiblement soulagée. Le pus continua à s'échapper en grande quantité et pendant ce temps l'état de l'enfant s'améliora constamment malgré l'écoulement, qui tendait à l'épuiser.

2 septembre. Le pus coulait encore aussi librement que jamais; j'injectai dans la plèvre une solution composée de une partie de teinture d'iode pour cinq parties d'eau. Il se manifesta un mieux sensible et l'écoulement commença bientôt de diminuer en quantité.

La convalescence de l'enfant continua depuis cette époque sans rechute et le 10 octobre on l'envoya à la maison de convalescence de Clerver. A cette époque la plaie était presque fermée, mais il y avait encore un écoulement marqué. (J'ai appris qu'il durait encore. Mai 1872 la fistule pleurale donne encore du pus). La poitrine était contractée et il y aura certainement une déformation considérable.

DE LA THÉRAPEUTIQUE ET DE L'HYGIÈNE DANS LA PLEURÉSIE PURULENTE DES ENFANTS.

Pour compléter l'étude du traitement de la pleurésie purulente, nous devons dire quelques mots de l'influence de la thérapeutique et de l'hygiène sur les jeunes malades atteints de cette maladie.

La thérapeutique, dont on a vu l'impuissance déclarée par la majorité des médecins contemporains, pour la cure de la maladie, ne fournit que quelques moyens adjuvants propres à combattre certains phénomènes accessoires. Nous signalerons le sous-nitrate de bismuth, par exemple, si utile pour combattre la diarrhée des jeunes enfants, et que nous avons vu réussir fréquemment entre les mains de M. Bouchut.

Les préparations de quinquina, les amers, etc., répondent aussi à l'indication urgente et capitale de refaire l'état général, et devront être employés dans la majeure partie des cas.

M. Duboué (1) a publié l'an dernier un travail très-intéressant, dans lequel il se loue baaucoup de l'emploi du tannin dans la pleurésie chronique purulente. Les épanchements traités par le tannin étaient déjà en partie évacués, soit par les bronches, soit par une fistule thoracique. Quoi qu'il en soit, sur 11 malades 8 ont radicalement guéri. Quant aux 3 autres, l'un est mort subitement après plusieurs jours d'une amélioration notable. Chez lui, l'existence d'une phlébite autorise à penser que la mort est due à une embolie. Un second n'a vécu que quatre jours après le commencement du traitement ; il présentait une eschare au sacrum de 10 centimètres carrés et l'intervention du tannin, à une période aussi avancée, ne pouvait avoir de grande influence. Enfin, le troisième était encore en traitement au moment où la note était publiée.

On le voit, ce sont là de beaux résultats, et si des études ultérieures, en augmentant le nombre des cas, viennent confirmer la statistique un peu restreinte que donne M. Duboué, la thérapeutique sera en possession d'une application nouvelle et très-heureuse du tannin.

Les doses employées par M. Duboué varient, pour les adultes, entre 60 centigrammes et 1 gramme 50. Chez un enfant de 6 ans, le tannin fut donné en poudre à la dose de 20 centigrammes d'abord, puis de 30 centigrammes par jour, en deux paquets : le petit malade acceptait facilement le médicament donné dans de la confiture ou dans une petite quantité de sirop de gomme.

Les résultats obtenus sont : la disparition de la diarrhée, le retour

---

(1) Note sur l'emploi et les bons effets du tannin dans la pleurésie, et notamment dans la pleurésie chronique purulente, par le Dr Duboué (de Pau). Gazette hebdomadaire, 1872.

de l'appétit, la diminution de l'expectoration purulente et la diminution des sueurs. Et cela, lorsque le tannin était administré seul.

L'administration de ce médicament puissamment astringent, ne saurait avoir d'inconvénient, et il y aurait probablement avantage à l'employer dans certains cas de pleurésie purulente ponctionnée et donnant une grande quantité de pus. Quoi qu'il en soit, les résultats cités par l'auteur sont trop remarquables, pour qu'il ne soit pas suivi dans cette voie par de nombreux praticiens.

L'hygiène surtout a, dans la pleurésie purulente, une influence adjuvante heureuse lorsqu'elle est bien dirigée. Nous ne parlons pas des précautions banales à prendre pour un enfant malade : éviter le refroidissement, etc...; mais c'est l'hygiène alimentaire qu'il importe beaucoup de surveiller.

Quelle que soit l'idée que l'on se fasse de la cause du danger le plus immédiat dans cette maladie, il est un fait incontestable, c'est que la faiblesse et le défaut de résistance de l'enfant contre les causes d'affaiblissement rapide, provenant de la suppuration de la plèvre, doivent être pris en sérieuse considération. Or, que faire pour y remédier? Rien n'est aussi sûr qu'une bonne alimentation. Il faut donc alimenter les petits malades et leur donner des substances qui, sous un volume peu considérable, contiennent le plus possible de principes réparateurs. Tels sont le beurre, la viande crue. On peut y joindre le chlorure de sodium et les préparations alcooliques, dont on retire aussi, dans ces cas, de grands avantages en proportionnant les doses à l'âge des malades.

INFLUENCE DU TRAITEMENT SUR LA DÉFORMATION THORACIQUE.

Un mot encore sur les déformations thoraciques qui accompagnent et suivent la pleurésie purulente, si importantes chez les jeunes sujets: on a vu plus haut le rôle que leur faisait jouer Trousseau; tous les auteurs reconnaissent qu'elles sont la règle pour la pleurésie purulente chez l'adulte comme chez l'enfant.

En quoi consistent-elles et quel est leur mécanisme?

Elles consistent essentiellement : 1° dans une rétraction du thorax; 2° en une scoliose telle que la colonne vertébrale forme une courbure latérale à concavité dirigée du côté malade.

Cette double altération a son origine dans le processus pathologique et est liée intimement aux modifications survenues dans l'intérieur de la cage thoracique. Quant à son mécanisme, plusieurs explications ont été fournies par divers auteurs. Nous allons les résumer.

Théorie de Laënnec. — Bricheteau la définit ainsi : « La cage osseuse accidentellement dilatée se resserre à mesure que l'épanchement diminue. Cet effet se déduit rigoureusement des lois physiques, car il ne peut y avoir de vide dans les cavités ; par conséquent la poitrine se resserre forcément de tout ce que le poumon ne peut se dilater, comprimé qu'il est par un corps étranger. Or, comme d'après Laënnec le poumon est d'autant moins extensible qu'il a été longtemps comprimé, il en résulte que la déformation thoracique est d'autant plus marquée que la maladie a duré plus longtemps » (1).

Pour Delpech (2), il n'en serait pas de même. Laënnec ne fait jouer aux fausses membranes, dans la déformation thoracique, qu'un rôle très-accessoire. Delpech au contraire leur attribue toute la mauvaise conformation, pour lui les fausses membranes entièrement comparables au tissu inodulaire de cicatrice, et jouissant comme lui à un haut degré de la puissance rétractile, tireraient les côtes en dedans.

M. Oulmont (3) attribue la déformation à l'absence d'action du poumon, qui, d'après lui, serait le principal agent de la conformation du thorax.

Telles sont les trois théories en présence. La dernière semble bien difficile à admettre : elle est en opposition avec les opinions qui ont cours dans la science sur ce sujet.

---

(1) Bricheteau. Traité des maladies chroniques des organes respiratoires.
(2) Delpech. Orthomorphie.
(3) Oulmont. Thèse de doctorat. Paris, 1835.

Les deux premières paraissent contenir chacune une part de la vérité; aussi, sans se ranger à l'une d'elles à l'exclusion de l'autre, on peut dire que toutes deux concourent à produire la déformation thoracique, et que, suivant les cas, l'une ou l'autre sera prédominante.

Voyons maintenant ce qui se passe chez les enfants. Les auteurs déclarent que les fausses membranes épaisses, résistantes, recouvrant et bridant le poumon, sont plus rares que chez l'adulte. De là résulterait une moindre fréquence de la déformation, ou, quand elle existe, un retour plus facile à l'état normal. Et en effet nous avons cité l'opinion de Trousseau, nous avons montré que, bien que faisant des réserves sur les déductions de l'illustre clinicien, M. Roger ne contestait pas les données anatomiques favorables de Trousseau. D'autre part on peut se demander comment il se fait que la pleurésie purulente soit si souvent, presque toujours peut-on dire, suivi de déformation thoracique, passagère il est vrai. C'est qu'ici si les causes sont les mêmes que chez l'adulte (avec une fréquence moindre de la seconde), les organes sur lesquels agissent les forces sont bien différents. Et en effet quelle dissemblance entre les côtes molles, faciles à déprimer, de l'enfant et celles de l'adulte! C'est là, croyons-nous, la raison qui explique la fréquence de la déformation. Le poumon bien que n'étant pas recouvert par des fausses membranes est comprimé, tassé contre la colonne vertébrale, il ne peut recouvrer, dès la première ponction, ses dimensions premières, et la cage thoracique, présentant une résistance moindre que le poumon, c'est elle qui subit l'action de la pression atmosphérique et qui cède. Mais ce phénomène ne se produit pas dès le principe; le poumon s'est laissé distendre tout d'abord, et ce n'est qu'au bout de son extension possible que la résistance devient supérieure à celle de la cage thoracique. D'autre part, si, par un traitement approprié, en ayant soin, dans les empyèmes à répétition, de se guider, pour la répétition des ponctions, sur les phénomènes stéthoscopiques, on s'attache à ne pas laisser l'épanchement envahir la plèvre de telle sorte que tout ce que l'on a gagné sur le poumon soit perdu, on pourra graduellement, petit à petit, déterminer une expansion complète de l'organe respiratoire, qui, à son tour, aura pour résultat de faire rétrocéder la déformation.

Chez l'adulte, la cage thoracique résistant, si par des procédés tels que l'aspiration ou le siphon (quand la différence du niveau est considérable) on continue à enlever le liquide de la plèvre, il se produit un phénomène différent, par le seul fait des conditions différentes.

En effet, le poumon étant soumis à une forte pression, par suite de l'air qui pénètre par les voies aériennes, on voit se produire de violentes douleurs avec angoisse considérable, qui forcent de suspendre l'opération, et sur lesquelles M. Potain insiste dans sa lettre au *Bulletin de thérapeutique.*

Le traitement a-t-il quelque influence sur la déformation? Cela est évident: outre les indications que nous donnions plus haut pour la répétition des ponctions avant que l'avantage obtenu par la première fût totalement perdu, il importe de faire remarquer combien sous ce rapport les procédés sont différents. Il est bien évident que lorsque les fausses membranes existent on ne peut guère espérer diminuer leur volume, et, à plus forte raison, les faire disparaître par tel ou tel traitement; tout au plus comprendrait-on que l'on pût les allonger, diminuer en un mot leur pouvoir rétractile; mais il est fort à craindre que tous les traitements échouent contre cette propriété fatale, invincible, du tissu cellulaire de cicatrice et que la déformation ne se produise.

Mais dans le cas où c'est la pression atmosphérique qui agit, il est bien évident que plus elle s'exercera, lente et continue, sur l'intérieur des alvéoles pulmonaires, plus le poumon cédera et plus aussi la déformation tendra à disparaître, si elle s'est produite, ou bien ne se produira pas; c'est ce qu'indique M. Playfair au début de son travail dans le passage suivant: « L'un des principaux buts que nous nous proposons d'atteindre est de permettre au poumon comprimé et aplati de reprendre son expansion première. Plus cet organe reviendra à son état physiologique moins la poitrine sera dans la suite rétrécie et déformée. Enlevez le pus, et, pourvu qu'il n'entre pas d'air, il y aura toujours espoir de voir le poumon revenir à ses dimensions premières, surtout chez les enfants, dont les poumons sont rarement attachés par des fausses membranes, comme cela arrive souvent chez les adultes. » M. Playfair fait ensuite remarquer qu'il en est tout autrement quand on emploie une des méthodes qui permettent l'entrée de l'air dans la plèvre. Alors en effet la pression atmosphérique s'exerce à la fois sur la surface pleurale, et (par son intermédiaire) sur l'extérieur du poumon et aussi sur l'intérieur des alvéoles ; ces deux forces égales et contraires se détruisent et n'ont plus aucun résultat. On se prive donc, en usant de ces procédés, d'une condition en définitive très-favorable ; nous avons indiqué en parlant de ces diverses méthodes les avantages qu'elles présentent d'autre part.

DE LA TEMPÉRATURE DANS LA PLEURÉSIE PURULENTE.

Les auteurs anciens avaient remarqué que dans l'empyème, la fièvre était plus considérable la nuit que le jour. La clinique moderne, en substituant à la constatation vague de la fièvre, l'évaluation du degré thermique, devait retrouver les mêmes résultats, et permettre d'en tirer pour le diagnostic et le traitement des données extrêmement importantes.

Il importe de distinguer les notions formées par la thermométrie clinique suivant la période de la maladie. Nous examinerons donc : 1° la température comme moyen de diagnostic ; 2° les modifications qu'elle subit suivant le traitement.

1° *De la température comme moyen de diagnostic.* — Nous avons vu de quelle obscurité était enveloppé le diagnostic de la nature de l'épanchement. Aucun signe caractéristique ne permet, jusqu'à présent du moins, de résoudre nettement cette question qui, cependant, plus encore chez l'enfant que chez l'adulte, demanderait à être entièrement élucidée. Un seul caractère, avons-nous dit, permet ce diagnostic, ce caractère est fourni par la température.

Le point de départ est le suivant. Dans la pleurésie séreuse comme dans les inflammations de la plupart des séreuses, il y a au début élévation de température, puis, l'épanchement séreux développé, la température revient à la normale ou se maintient un peu au-dessus d'elle, ou tombe au-dessous suivant les cas : en un mot, la température dans la pleurésie séreuse n'a pas de cycle défini ; ce qui est la règle à peu près absolue, c'est l'élévation de température au début, puis la rémission une fois l'épanchement formé. Mais lorsque le liquide est purulent, cette rémission ne survient pas, et la température reste supérieure constamment à la normale.

M. Roger s'exprime ainsi à cet égard dans l'ouvrage ayant pour titre : *Recherches cliniques sur les maladies de l'enfance* : « L'augmentation de température est assez forte au début de la maladie, mais elle cesse bientôt, en même temps que baissent et le pouls et la respiration » (p. 349).

Puis au chapitre de la Pleurésie purulente, après avoir rappelé les faits relatifs à la pleurésie séreuse, l'auteur ajoute : « Une ascension nouvelle plus forte chaque soir indique d'une façon précise la modification grave qui s'opère dans la nature de l'épanchement. »Ces remarques, relatives à la pleurésie séreuse d'abord devenant purulente consécutivement, sont suivies des conclusions suivantes qui ont trait aux cas où l'épanchement se fait dès le début purulent: « Si la température était très-intense au début d'une pleurésie, et si, au lieu de baisser, elle se maintenait après un septénaire aux maxima 40° et 41°, on devrait en inférer la nature purulente du liquide. »

Le chiffre de 40° et 41° est peut-être un peu trop élevé pour être donné comme nécessaire ; ainsi sur les quatre observations dont M. Roger donne les chiffres, nous trouvons :

Observ. XVI. T. 38°. Pleurésie chronique purulente; épanchement énorme.

Observ. XVII. T. 37°,75. Pleurésie chronique purulente. Mort.

Dans les deux autres, le degré thermique est plus élevé.

Dans nos observations, nous trouvons des températures inférieures à celles indiquées par M. Roger et oscillant autour de 38 et 39.

2° *De la température dans le cours de la pleurésie purulente traitée par les ponctions aspiratrices.* — Si l'on jette un coup d'œil sur les tracés thermiques des pleurésies purulentes, on remarque diverses particularités que nous résumons :

1° Après chaque ponction, un abaissement notable. Cet abaissement survient immédiatement après chaque ponction. Notre ami, le Dr Labadie-Lagrave, si compétent en pareille matière, nous a déclaré l'avoir toujours observé, et nous le trouvons noté dans plusieurs tracés thermiques qu'il nous a communiqués.

2° Cet abaissement se maintient plus ou moins longtemps suivant a quantité de liquide enlevé et suivant que l'épanchement se reproduit avec plus ou moins de rapidité.

3° Quand l'épanchement s'est reproduit en totalité, le degré thermique est arrivé par des ascensions successives à un degré généralement supérieur à celui qui avait été noté lors de la première ponction.

4° Une nouvelle ponction fait baisser la température, et ainsi de suite.

En sorte que, dans les cas où aucun accident nouveau ne vient mêler son influence à celle de l'inflammation purulente de la plèvre, la thermométrie, à elle seule, suffirait pour faire reconnaître qu'une nouvelle ponction sera bientôt urgente. Bien entendu, nous ne conseillerons jamais d'agir de la sorte (un seul phénomène n'étant jamais suffisant, quelque excellent soit-il), surtout, lorsque l'auscultation et la percussion permettent d'asseoir une indication d'intervention sur un ensemble de symptômes, devenu dès lors tout à fait caractéristique.

Pour rendre la comparaison des tracés plus facile, nous donnons le tracé d'une pleurésie simple droite dont voici l'observation, et que mon ami le Dr Labadie-Lagrave m'a communiquée : je me fais un devoir, en terminant ce travail, de remercier mon excellent ami des documents qu'il a mis à ma disposition et des conseils si utiles qu'il a bien voulu y joindre. Voici cette observation :

OBSERVATION.

(Pleurésie droite, recueillie par M. Labadie-Lagrave.)

L...(Gabrielle), 10 ans. Salle Sainte-Catherine, n₀ 24. Service du Dr Bouchut. Entrée le 30 mars.

Cette enfant est malade depuis le 20 mars. Elle a été prise par du mal de gorge et un point de côté, ce dernier seul persiste. Elle a de la fièvre et tousse un peu. Se plaint de la tête, ne mange pas; un peu d'agitation la nuit.

Antécédents : rougeole à 4 ans; varioloïde à 5 ans.

Le soir de l'entrée on constate : de la matité à droite avec souffle pleurétique. Pas de vibrations vocales de ce côté. Égophonie. Pouls 120. — Prescription : Tartre stibié 0,05.

1er avril. Le souffle a disparu complètement sauf dans la ligne axillaire, où la respiration est encore un peu soufflante. Plus d'égophonie. — Tartre stibié 9,05.

Le 3. Le souffle a reparu; matité complète.

Le 8. Tartre stibié 0,25.

Le 9. Matité jusqu'à l'angle inférieur de l'omoplate. Murmure vésiculaire dans toute la partie supérieure. Un peu de souffle très-faible en bas avec traces d'égophonie. — Tartre stibié 0,025.

Le 15. Etat local et général très-satisfaisant, l'épanchement a presque complètement disparu.

Le 20. L'enfant se lève pour la première fois. Quitte l'hôpital quelques jours après complètement guérie.

CONCLUSIONS.

1° Le diagnostic de la pleurésie purulente tire de la thermométrie clinique sa principale base.

2° L'intervention chirurgicale doit être chez les enfants plus rapide que chez l'adulte, en raison : 1° de la rapidité avec laquelle se produit la déformation thoracique ; 2° du peu de résistance des jeunes sujets.

3° Faire une ponction capillaire avec aspiration, enlever le plus qu'il est possible du liquide purulent, empêcher l'entrée de l'air, tel doit être le premier traitement.

4° Si l'épanchement ne se reproduit qu'à la longue et en petite quantité, répéter la ponction avec les mêmes précautions n'est que continuer la première intervention avec tous ses avantages.

5° Si le pus est fétide, on devra faire des injections avec de la teinture d'iode ou tel autre liquide que l'on jugera convenable.

6° Si la reproduction du liquide est rapide et abondante, mieux vaut avoir recours au procédé du drainage sous l'eau, auquel on joindra les injections dans les cas de fétidité du pus, et aussi dans les cas où on jugerait à propos de modifier les surfaces sécrétantes pour diminuer la quantité du pus s'écoulant chaque jour.

7° Les injections dans ce cas seront faites avec l'appareil à siphons de M. Potain.

8° Si les phénomènes graves continuent ou s'accroissent malgré tous les soins, si l'on craint que la cause de ces phénomènes soit dans des paquets pseudo-membraneux se trouvant dans la plèvre, on doit avoir recours à l'empyème.

9° Enfin, on soutiendra les forces du petit malade par une thérapeutique et une hygiène appropriées.

A. PARENT, imprimeur de la Faculté de Médecine, rue Mr-le-Prince, 31

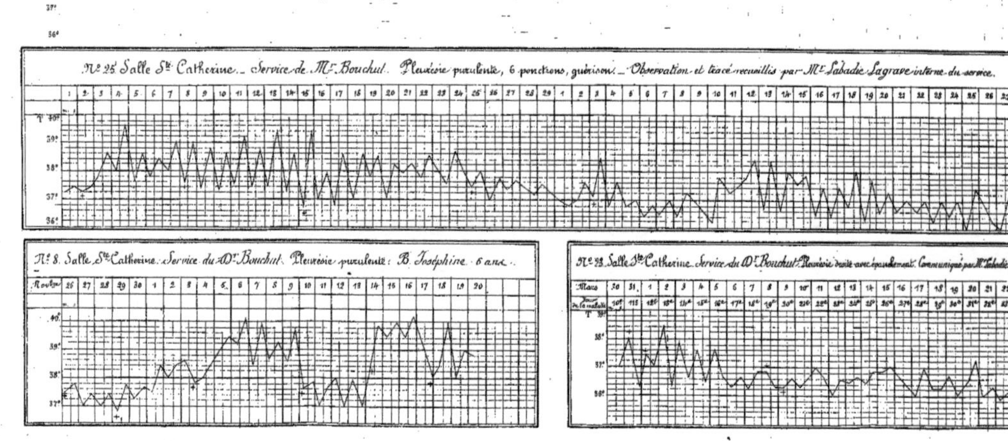
Sᵗᵉ Catherine Nᵒ 21. Service du Dʳ Bouchut. Pleurésie purulente droite; 5 ponctions, guérison. Tracé unique recommuniqué par Mʳ Petit interne du service.
Mars 1873 22 23 24 25 26 27 28 29 30 31 1 2 3 4 5 6 7 8 9 10 11 12 13 14 15 16 17 18 19 20 21 22 23 24 25 26 27 28 29 30 1 2 3 4 5 6 7 8 9 10 11 12 13 14 15
T 40° 39° 38° 37° 36°
Nᵒ 25 Salle Sᵗᵉ Catherine. — Service de Mʳ Bouchut. Pleurésie purulente, 6 ponctions, guérison. — Observation et tracé recueillis par Mʳ Labadie Lagrave interne du service.
Nᵒ 8. Salle Sᵗᵉ Catherine. Service du Dʳ Bouchut. Pleurésie purulente: B. Joséphine 6 ans.
Nᵒ 23 Salle Sᵗᵉ Catherine. Service du Dʳ Bouchut. Pleurésie droite avec épanchement. Communiqué par Mʳ Labadie Lagrave.

LIBRAIRIE F. SAVY.

DESPLATS (V.) et GARIEL (C.-M.), professeurs agrégés à la Faculté de médecine de Paris. **Nouveaux éléments de physique médicale**, précédé d'une préface, par M. le professeur GAVARRET. 1 vol. petit in-8 de 750 pages, avec 300 figures dans le texte. 9 fr.

DUBREUIL, professeur agrégé à la Faculté de médecine de Paris. chirurgien des hôpitaux. **Manuel d'opérations chirurgicales.** — Ligatures. — Amputations. 1 vol. in-18 cart., avec 28 planches coloriées. 10 fr.

FREY (H.), professeur à l'Université de Zurich. **Traité d'histologie et d'histochimie**, traduit de l'allemand sur la troisième édition, par le Dr P. SPILLMANN, annoté et précédé d'un appendice sur la spectroscopie du sang, par M. RANVIER, directeur adjoint du laboratoire d'histologie au Collége de France. 1 fort vol. in-8, avec 520 gravures dans le texte. 16 fr.

GAUTIER (A.), professeur agrégé à la Faculté de médecine de Paris. **Traité pratique de chimie appliquée à la médecine**, spécialement à l'hygiène, à la physiologie et à la pathologie, comprenant les observations, les théories, les applications et les méthodes analytiques les plus modernes. Paris, 1873. 1 vol. in-8 avec fig. dans le texte. (*Sous presse.*)

HARDY, préparateur à la Faculté de médecine de Paris. **Principes de chimie biologique.** 1 vol. in-18 de 600 pages. 7 fr.

JOULIN (D.), professeur agrégé à la Faculté de médecine de Paris. **Traité complet théorique et pratique des accouchements.** 1 fort vol. grand in-8 de 1,200 pages avec 150 figures dans le texte. 16 fr.

LAMARCK. **Philosophie zoologique**, ou exposition de considérations relatives à l'histoire naturelle des animaux, à la diversité de leur organisaton et des facultés qu'ils en obtiennent, aux causes physiques qui maintiennent en eux la vie et donnent lieu aux mouvements qu'ils exécutent ; enfin, à celles qui produisent les unes le sentiment, les autres l'intelligence de ceux qui en sont doués. Nouvelle édition, revue et précédée d'une introduction biographique, par Charles MARTINS, professeur d'histoire naturelle à la Faculté de médecine de Montpellier, etc. Paris, 1873. 2 vol. in-8 de 900 pages. 12 fr.

NAQUET (A.), professeur agrégé à la Faculté de médecine de Paris. **Précis de chimie légale.** Guide pour la recherche des poisons, l'examen des armes à feu, l'analyse des cendres, l'altération des écritures, des monnaies, des alliages, des denrées, et la détermination des taches dans les expertises chimico-légales, à l'usage des médecins, pharmaciens, chimistes experts, avocats, etc. Paris, 1873. 1 vol. in-18 avec figures dans le texte. 3 fr.

RANVIER, directeur adjoint du laboratoire d'histologie au Collége de France. **Traité de technologie histologique** ou Traité du microscope appliqué à l'histologie, à la clinique et au diagnostic. Paris, 1874. 1 vol. in-8 avec 200 gravures dans le texte. (*Sous presse.*)

VERRIER (E.). **Manuel pratique de l'art des accouchements**, précédé d'une préface par PAJOT, professeur à la Faculté de médecine de Paris. 1 vol. in-18 de 700 pages avec 87 gravures dans le texte. 6 fr.

WAGNER, professeur à l'Université de Leipzig. **Nouveaux éléments de pathologie générale**, traduit de l'allemand sur la 4e édition, par les docteurs MAHAUX et DELSTANCHE. 1 vol. grand in-8 de 650 pages. 9 fr.

WEST (Ch.). D.-M., membre du Collége royal des médecins, examinateur pour les accouchements à l'Université de Londres, médecin de l'hôpital des Enfants-Malades et médecin-accoucheur des hôpitaux de Saint-Barthélemi et Middlesex. **Leçons sur les maladies des femmes**, traduites de l'anglais sur la 3e édition et considérablement annotés par Charles MAURIAC, médecin de l'hôpital du Midi. 1 fort vol. in-8 de 875 pages. 13 fr.

WUNDERLICH, professeur de clinique médicale à l'Université de Leipzig. **De la température du corps dans les maladies.** Traduit de l'allemand sur la deuxième édition, par LABADIE-LAGRAVE, interne lauréat des hôpitaux. Précédé d'une préface par le Dr JACCOUD, médecin des hôpitaux, professeur agrégé à la Faculté de médecine de Paris. 1 vol. grand in-8 avec 41 figures dans le texte et 7 planches. 10 fr.

WUNDT, professeur à l'Université de Heidelberg. **Nouveaux éléments de physiologie humaine.** Traduits de l'allemand sur la deuxième édition, par le docteur BOUCHARD, professeur agrégé à la Faculté de médecine de Nancy. 1 vol. grand in-8, avec 150 gravures dans le texte. 14 fr.

Paris. A. PARENT, imprimeur de la Faculté de Médecine, rue Mr-le-Prince, 31.